U0247761

凤凰医学
Phoenix MedPub

牙体牙髓病
CBCT影像图谱及典型病例分析

主审　王铁梅

主编　林梓桐　邓润智　文珊辉

编者（按姓氏笔画排序）

　　　刘　澍　罗舒艳　帕克扎提·色依提

　　　胡子洋　胡燕妮　高安天

　　　曹丹彤　滕跃辉　潘　笑

助理　潘　笑

江苏凤凰科学技术出版社 · 南京

图书在版编目（CIP）数据

牙体牙髓病 CBCT 影像图谱及典型病例分析／林梓桐，邓润智，文珊辉主编. — 南京：江苏凤凰科学技术出版社，2024.4（2025.1 重印）

ISBN 978 - 7 - 5713 - 3842 - 8

Ⅰ.①牙… Ⅱ.①林… ②邓… ③文… Ⅲ.①牙疾病—影像诊断—病案—分析 ②牙髓病—影像诊断—病案—分析 Ⅳ.①R781.04

中国国家版本馆 CIP 数据核字（2023）第 209338 号

牙体牙髓病 CBCT 影像图谱及典型病例分析

主　　　编	林梓桐　邓润智　文珊辉
责 任 编 辑	杨　淮　蒋铭扬
责 任 校 对	仲　敏
责 任 监 制	刘文洋
责 任 设 计	徐　慧

出 版 发 行	江苏凤凰科学技术出版社
出版社地址	南京市湖南路 1 号 A 楼，邮编：210009
出版社网址	http://www.pspress.cn
照　　　排	南京新洲印刷有限公司
印　　　刷	南京新洲印刷有限公司

开　　　本	787 mm×1 092 mm　1/16
印　　　张	9.75
字　　　数	150 000
插　　　页	4
版　　　次	2024 年 4 月第 1 版
印　　　次	2025 年 1 月第 2 次印刷

标 准 书 号	ISBN 978 - 7 - 5713 - 3842 - 8
定　　　价	108.00 元(精)

图书如有印装质量问题，可随时向我社印务部调换。

前　言

　　近二十余年来，口腔颌面锥形束 CT（cone beam computed tomography，CBCT）以其高空间分辨率、低辐射剂量和灵活的三维后处理等优势，在国内外口腔医学的各学科得到广泛应用。由于 CBCT 亚毫米级的空间分辨率与牙体牙髓精细的解剖结构具有很高的适配度，加上牙釉质、牙本质及牙髓腔天然形成高密度对比度，大大弱化了 CBCT 低密度对比度的劣势，使得 CBCT 在牙体牙髓病诊疗中具有很大的优势，并成为诊断疑难牙体牙髓病的重要影像学检查方法。

　　本书对常见的各类牙体牙髓病的 CBCT 表现提供了典型图片展示及解读，并提供了相应的临床典型病例，希望在影像解读中结合患者病史和专科检查从而贯通临床表现和影像学表现，从而以临床问题为导向来看待这些影像学表现。在每个章节的末尾均增加了一些在临床诊疗中的思考，例如如何更客观全面地看待 CBCT 图像获取的信息、如何全面地解读 CBCT 提供的影像。此外，本书还提供了一些患者放射防护、CBCT 扫描、三维重建的注意事项和小技巧，希望帮助大家更好地使用 CBCT 设备，为临床提供更加有价值的图像。

本书在各位编者的共同努力下，历时 2 年多终于完成。在编写过程中，我们对病例进行了严格细致的筛选，图片的选取和三维展示也经过反复多次的打磨和修改。衷心感谢所有编者精益求精的态度。最后，对于本书中存在的缺点和不足，我们也非常欢迎大家予以指正。

林梓桐

2023 年 6 月

目　录

牙体牙髓病CBCT影像图谱及典型病例分析

第一章
CBCT 简介

▌ 一、口腔颌面影像检查技术的发展简史

1895 年 11 月 8 日，德国物理学家伦琴发现了 X 射线，并用 X 射线给伦琴太太的手拍摄了历史上第一张 X 线片，伦琴也因此于 1901 年获得了第一届诺贝尔物理学奖。人们对这个故事早已耳熟能详，但大家可能不知道的是，仅仅两周之后，德国牙医 Otto Walkhoff 便对牙齿进行了 X 线检查。1896 年，美国学者 C. Edmund Kells 更进一步，拍摄了第一张根尖片，并首先使用了滤线板。口腔颌面影像学的大幕就此拉开，根尖片也逐渐成为一项必不可少的口腔检查项目。

20 世纪 30 年代，平行投照技术问世，使根尖片的投照技术得到进一步发展。1930 年，意大利学者 Vallebonna 发明体层摄影机，并在 30 年代后期将其用于诊断颞下颌关节疾病。20 世纪 40 年代，芬兰学者 Paatero 设计出曲面体层机，即全景机，可在同一胶片上显示全口牙列及双侧上、下颌骨及颞下颌关节。曲面体层机的出现，极大弥补了根尖片视野较为局限的不足，为口腔颌面影像技术的发展翻开了崭新的一页。

虽然根尖片与曲面体层片为口腔疾病的诊断提供了更多信息，但临床医生逐渐开始不满足于二维重叠的 X 线影像，科学家们着手研究如何利用 X 线获得没有背景叠加的断层图像，CT（computed tomography）应运而生。1972 年，英国科学家 Hounsfield 研制成功了第一台 CT 原型机，并对一位女性患者进行了脑部扫描，CT 技术从此诞生。1988 年，螺旋 CT 诞生，螺旋式扫描能获得扫描范围内所有组织的信息，避免了断层 CT 扫描时容易遗漏微小病灶的弊端，并且扫描速度更快，成像也更精准清晰。因此，螺旋 CT 技术一跃成为随后数十年来 CT 技术的主要代表，并被广泛运用于临床影像学检查工作中，CT 扫描的范围也从颅脑扩展到全身。

然而，口腔颌面部牙体及牙周组织结构精细，螺旋 CT 并没有在牙及牙周相关疾病的诊断工作中得到广泛运用，尤其是相较于根尖片及曲面体层片，螺旋 CT 扫描所产生的辐射剂量远远超过前者，这也为科学家们带来了新的问题：是否有适用于牙科的高分辨率及低辐射剂量的 CT 技术？随着 CT 技术的发展，1998 年，意大利工程师研制成功第一台并生产出第一台商用锥形束 CT（cone beam computed tomography，CBCT）New Tom 9000。CBCT 设备的问世为牙科疾病的诊断开启了新的大门。此后，越来越多的国内外厂家纷纷推出自己的 CBCT 设备，CBCT 设备的售价也在竞争中不断下降，使它得以走进越来越多的口腔专科医院、口腔门诊部乃至民营口腔诊所。CBCT 扫描及诊断技术得到普及，了解并使用好 CBCT 设备也成为口腔医师需要掌握的一项基本技能。

▐▶ 二、CBCT 使用过程中的注意事项

1. CBCT 的辐射剂量

在临床工作中，医技人员常会遇到对于 CBCT 检查存在较大顾虑的患者，这类患者大多了解一些辐射相关知识并身患某种疾病（尤其是甲状腺疾病）。那么，CBCT 的辐射剂量真的有这么可怕吗？

不同品牌的 CBCT，选取的视野、体素大小、曝光参数、传感器等均有不同，因此会产生不同的有效辐射剂量，剂量当量的单位是希［沃特］，单位符号为 Sv，CBCT 的剂量当量从几十到近百微希（μSv）不等。不同品牌的螺旋 CT 在相同视野扫描条件下有效辐射剂量的差异也较大，可从几百到上千 μSv，但总体来说，螺旋 CT 的辐射剂量远远大于 CBCT。研究表明，一次常规 CBCT 检查的有效辐射剂量为 41.8~94.9 μSv，天然本底相当天数为 6.3~14.4 天。

不同的 CBCT 扫描时扫描视野差别很大，最小的只有 4 cm×4 cm，而最大的可以扫描完整头部。目前，还没有对 CBCT 扫描视野的标准分类，在通常将扫描视野根据视野高度分为四类：大视野(>15 cm)、中视野(10~15 cm)、小视野(8~10 cm)和牙槽视野(4~6 cm)。有些 CBCT 设备仅提供单一视野，有些则提供多个视野，还有一些可调节垂直向准直的视野。不同的视野对应不同的辐射剂量，当其他的参数保持不变时，缩小视野可以降低辐射剂量。当把这些参数进行组合调节时，可以对辐射剂量产生很大的影响。通常而言，在其他扫描条件相同的情况下，扫描视野越小，有效辐射剂量越小，因此在扫描时一定要根据临床需要选择恰当的视野。

2. CBCT 检查的防护措施

既然 CBCT 检查时产生的剂量并不高，是否意味着在进行 CBCT 检查的时候无须对患者采取必要的放射防护呢？答案显然是否定的。在 X 射线被发现的早年间，人们为 X 射线摄影得到的影像而狂热，却丝毫不知 X 射线的威力。早期研究 X 射线的科学家和从事医学影像检查的工作人员都是在没有防护的情况下工作，导致绝大多数研究 X 射线的科学和医学先驱者伤残，甚至因此失去了生命。为了纪念那些因在医学上使用辐射，特别是 X 射线而献身的先驱者，1936 年 4 月 4 日，德国伦琴射线学会在德国汉堡圣乔治医院的花园里竖立了 X 射线殉道者纪念碑。

当人们认识到 X 射线的危害之后，各地纷纷成立 X 射线防护委员会，并制订了一系列保护 X 射线操作者的防护建议。随着各类 X 射线检查设备的不断涌现，以及人们对 X 射线的认识逐步提高，X 射线的防护建议也逐步完善，并以法律的形式确定下来，成为强制条款。医学影像检查中，不仅需要保护仪器操作者，对患者的放射防护措施也愈发规范，需根据不同类型的检查给患者提供对应强度的防护措施。CBCT 检查作为医学 X 线检查中的一类，必须按规定对患者提供防护。

医生和操作者应遵守放射检查正当性、最优化、剂量限值原则，遵循"低至诊断可接受、基于适应证及患者具体情况而选择和优化"(as low as diagnostically acceptable being indication-oriented and patient-specific，ALADAIP)

的放射剂量原则。防护用品的配备应遵守 GBZ 130—2020《放射诊断放射防护要求》的规定。应配备大领铅橡胶颈套(甲状腺铅围脖)、选配铅橡胶帽子。成年人检查的防护用品铅当量不低于 0.25 mm Pb，儿童检查的防护用品铅当量不低于 0.5 mm Pb。根据中华口腔医学会团体标准《口腔颌面锥形束 CT(CBCT)临床使用规范》，甲状腺铅围脖推荐在不干扰初级 X 线束或影响自动曝光参数调制的前提下常规使用。铅橡胶帽子在不干扰初级 X 线束或影响自动曝光参数调制的前提下，按需选择使用。胸腹部铅围裙无须常规配备和使用。妇女，特别是孕妇接受 CBCT 检查时，使用胸腹部铅围裙可能有助于减少乳房、子宫、胎儿的吸收剂量，可选择使用。

3. 牙体牙髓病诊疗中 CBCT 的应用指南

根据 2021 年在《中华口腔医学杂志》上发表的《牙体牙髓病诊疗中口腔放射学的应用指南》，笔者对牙体牙髓病诊疗中各种临床场景 CBCT 检查的适宜性进行了汇总，见表 1-1。

表 1-1　牙体牙髓病诊疗中不同临床场景下 CBCT 检查的适宜性分类推荐

通常适宜	可能适宜	通常不适宜
牙髓病(无法明确病因) 无法明确病因的久治不愈型根尖周炎 牙根纵裂(初次就诊) 牙根吸收(初次就诊) 根管形态复杂可能影响治疗效果 牙形态发育异常 显微根尖手术 探查 MB2 及根管钙化疏通 器械分离 髓室底穿孔 根管壁穿孔	牙外伤(初次就诊)	龋病 牙髓病(初次就诊) 根尖周病(初次就诊)

注：通常适宜，指该放射诊断学方法在该特定临床场景中通常情况下适用；可能适宜，指该放射诊断学方法在该特定临床场景中通常情况下可能适用；通常不适宜，指该放射诊断学方法在该特定临床场景中通常情况下不适用。

4. 拍摄 CBCT 时的一些技巧及注意事项

在拍摄 CBCT 时，如果患者配合不佳，可导致所摄图像质量较差，无法满足临床诊断。根据多年来 CBCT 的使用经验，我们总结了如下 CBCT 使用技巧及注意事项。

（1）拍摄 CBCT 前要明确患者的主诉，并根据患者主诉选择适当的拍摄视野（field of view，FOV）及扫描体素（voxel size）。在牙体牙髓病领域，牙隐裂、根管解剖形态评估以及根管治疗后评价等均需要对 CBCT 图像进行细致的评价，对图像的清晰度要求高，因此在牙体牙髓病领域，拍摄 CBCT 通常需选择高分辨率小体素模式（一般为 0.075 mm~0.15 mm），并选择小视野或牙槽视野；如果目标牙仅为单颗牙或者相邻的 2~3 颗牙时，可选择牙槽视野。

（2）拍摄 CBCT 前需嘱咐患者去除颈部以上的异物，尤其是活动义齿、眼镜、发夹、耳环、项链等，以尽可能降低金属伪影对图像质量的影响。

（3）根据患者的身材、身体状况选择站立位或坐位进行拍摄，以患者感到舒适、能保持静止状态为宜，并固定好患者的头部；拍摄时患者应尽量站直或坐直，避免拍摄过程中机器触碰患者肩膀，导致运动伪影产生。

（4）拍摄 CBCT 前应和患者取得充分沟通，以保证其了解摄片流程并按照要求配合拍摄。

（5）定位过程中，目标牙应尽量远离视野边缘。因为 CBCT 视野边缘（尤其是上缘）图像噪点比较大，因此应尽量将目标牙置于扫描视野的中央区。

三、CBCT 的伪影

CBCT 的伪影包括：运动伪影、金属伪影、位置伪影、射线束硬化伪影及部分容积效应。

1. 运动伪影

患者在投照过程中运动导致体位变化而产生的伪影，是临床中较常遇到的一种情况。在拍摄 CBCT 时最常见的运动伪影是患者不能保持静止及患者不自主吞咽时产生的伪影（图 1-1）。运动伪影也分两种，一种是机器触碰患者身体，这种伪影程度非常大；另一种是患者微小的抖动或者吞咽运动，这种伪影程度较轻。因此，可以通过加强对患者头部的固定来减少运动伪影的产生。对于一些可调节参数的机型，可在保证图像质量的前提下适当缩短扫描时间以减少运动伪影。此外，部分设备配置运动伪影矫正算法，如普兰梅卡 CBCT 的

Planmeca CALM^{TM} 移动伪影修正算法，可在一定程度上减轻运动伪影对图像质量的影响。

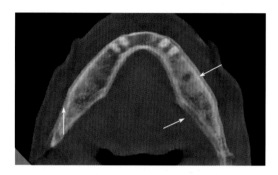

图 1-1　CBCT 图像中的运动伪影

2. 金属伪影

X 线通过高密度物质后急剧衰减，导致其周围组织 X 线衰减信息失真而产生伪影。当患者口内存在补物、根管充填材料、冠修复体及种植体、钛板钛钉时，即可产生不同程度的金属伪影，为临床中最常见的伪影形式（图 1-2）。目前，一系列抑制金属伪影的方法相继出现，O-MAR 是其中较为成熟的一项技术，它通过定义不同组织的投影数据进行迭代重建，可寻找并除去金属伪影对应的数据，以减弱金属伪影对图像质量的影响。如今已有部分 CBCT 设备配备了 O-MAR 技术。

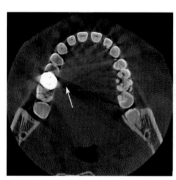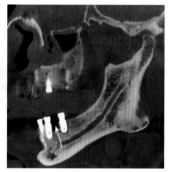

图 1-2　CBCT 图像中的金属伪影

3. 射线硬化束伪影

低能光子穿过物体时被优先吸收，射线谱变窄后产生的带状、条状伪影

（图 1-3），其中间灰度低而边缘灰度高。一般通过配备滤过器来过滤低能 X 线，以达到优化 X 线能谱的目的，提高高能 X 线的比重，不仅能有效削弱射线硬化束伪影，提高图像质量，还能降低受检者所受辐射剂量。

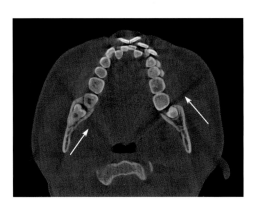

图 1-3　CBCT 图像中的射线硬化束伪影

4. 部分容积效应

一个体素内包含多种相邻且组织密度差异较大的物质时，该体素的 CT 值为这几种物质平均组织密度的反映，在轴位图像上表现为条形、环形或片样的伪影（图 1-4）。减小扫描时的体素，可减少部分容积效应产生的影响。

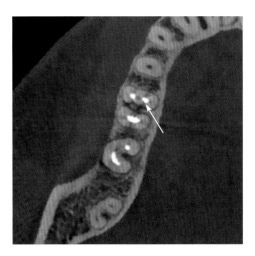

图 1-4　CBCT 图像中的部分容积效应

（滕跃辉）

第二章
CBCT 髓腔及根管系统解读

牙髓腔简称髓腔(pulp cavity)，位于牙体中部，周壁除根尖孔外，其余均被坚硬的牙本质所包被，髓腔内充满牙髓。髓腔及根管系统在 CBCT 中均表现为牙体硬组织中的低密度影像。

▎▶ 一、髓室的解剖

髓室为髓腔位于牙冠及牙颈部的部分，其形状类似牙冠的外形。前牙髓室与根管无明显界限，后牙髓室呈立方形，分为髓室顶、髓室底及髓室四壁。髓室顶、髓室底、髓角、根管口的解剖结构见图 2-1。

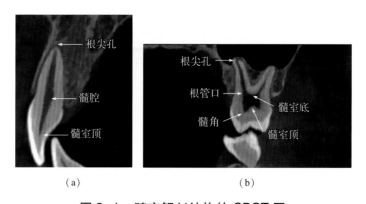

（a）　　　　　　　　　　（b）

图 2-1　髓室解剖结构的 CBCT 图

（a）前牙矢状位；（b）磨牙冠状位。

二、根管系统

根管系统是髓腔除髓室以外的管道部分，包括根管、管间吻合、根管侧支、根尖分歧、根尖分叉及副根管，它们共同组成根管系统。其中侧副管为根管系统中除根管外的一切管道。CBCT 图像能很好地显示主根管形态，但是对于侧副管仅部分能显示。本章仅介绍侧副管中的根管侧支及管间吻合。

1. 主根管

以下介绍口内各个牙位的常见根管形态及部分常见的根管变异形态的 CBCT 表现(图 2-2~图 2-9)。因上下颌第三磨牙根管形态变异过大，故不具体叙述。

（1）上颌中切牙、侧切牙及尖牙常为单根管。

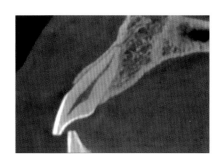

图 2-2　左上颌中切牙(21)的 CBCT 图

CBCT 矢状位示 21 为单根管。

（2）上颌前磨牙常为 1~2 个根管。

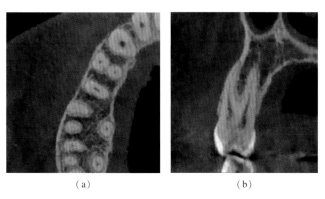

（a）　　　　　　　　　（b）

图 2-3　右上颌第一前磨牙(14)的 CBCT 图

（a）轴位；（b）冠状位示 14 颊腭双根管。

（3）上颌第一磨牙及第二磨牙常为3~4个根管，其中部分可见 MB2 影。

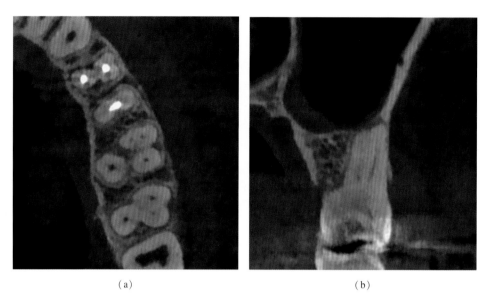

（a）   （b）

图2-4　左上颌第一磨牙(26)的 CBCT 图

（a）轴位；（b）近颊根冠状位示 26 可见 MB2 影。

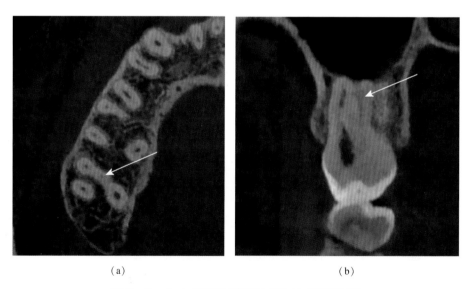

（a）   （b）

图2-5　右上颌第二磨牙(17)的 CBCT 图

（a）轴位；（b）近颊根冠状位示 17 近颊根与腭根部分融合，近颊根管与腭根根管间可见 MB2 影。

（4）下颌中切牙、侧切牙及尖牙常为 1～2 个根管，下颌中切牙及侧切牙双根管概率更大，常左右对称发生。

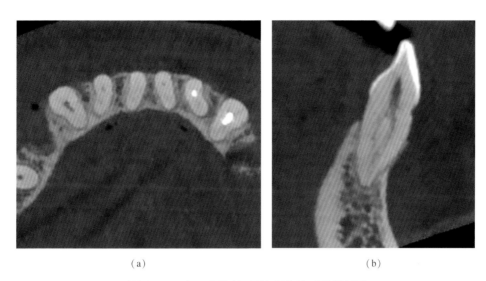

（a）   （b）

图 2-6　右下颌侧切牙(42)的 CBCT 图

（a）轴位；（b）矢状位示 42 唇舌双根管影，根管呈"1-2-1 型"。

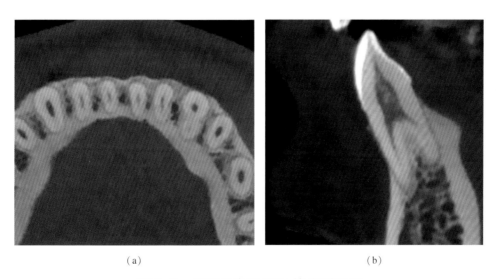

（a）   （b）

图 2-7　左下颌尖牙(33)的 CBCT 图

（a）轴位；（b）矢状位示 33 唇舌双根管影，根管呈"1-2 型"。

（5）下颌前磨牙常为1~2个根管（尤其下颌第一前磨牙）。

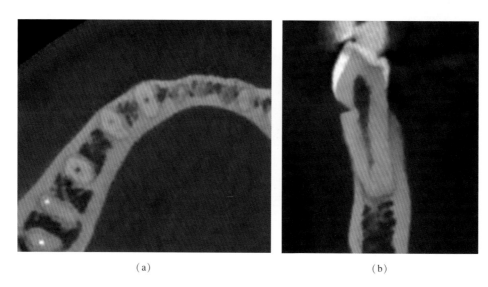

（a）　　　　　　　　　　　　　　　（b）

图2-8　右下颌第一前磨牙(44)的CBCT图

（a）CBCT轴位；（b）冠状位示44颊舌向双根管影，于根尖1/3区分为颊舌双根管。

（6）下颌第一磨牙常为2~3个牙根，根管常为3~4个根管，近中根有时可在近颊根管和近舌根管间见到近中中央根管（middle mesial canal，MMC）。

（7）下颌第二磨牙根管变异可能性较大，最常见的为C形根管，如图2-9(b)所示。

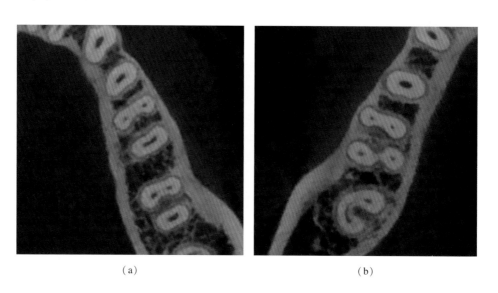

（a）　　　　　　　　　　　　　　　（b）

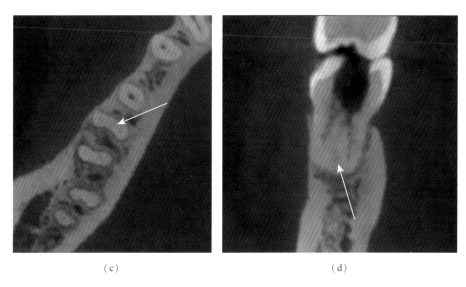

（c） （d）

图 2-9　下颌第一磨牙（36、46）、下颌第二磨牙（37、47）的 CBCT 图

（a）轴位示 36、37 呈 3 根管影；（b）轴位示 46 呈 4 根管影，47 呈 C 形根管；（c）轴位和（d）冠状位示 46 近中根可见近颊、近舌及近中中央根管，箭头所示为近中中央根管。

2. 侧副管

（1）根管侧支：为发自根管的细小分支，CBCT 在不同层面的轴位上表现为移行状的管腔影，自主根管延续至根周膜，如图 2-10。

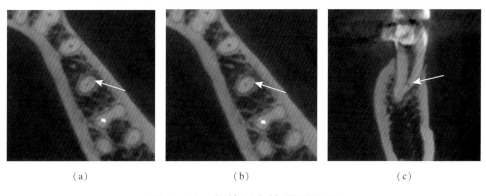

（a） （b） （c）

图 2-10　根管侧支的 CBCT 图

同一患者不同层面 CBCT 图。（a）（b）轴位；（c）冠状位示左下颌第二前磨牙（35）根尖 1/3 区可见向颊侧根周膜延续的根管侧支影。

（2）管间吻合：CBCT 在不同层面的轴位上表现为移行状的管腔影，自其中一主根管延续至另一主根管，如图 2-11。

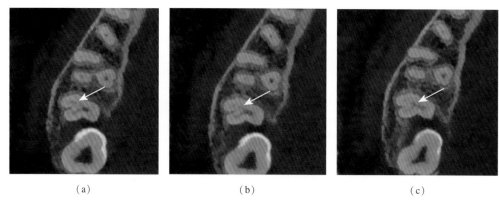

（a）　　　　　　　　　　（b）　　　　　　　　　　（c）

图 2-11　管间吻合的 CBCT 图

同一患者不同层面 CBCT 轴位图。（a）~（c）轴位示右上第二磨牙（17）近颊根管与腭根根管间可见移行状低密度根管影，因牙根较弯曲，冠状位难以重建出完整断面。

（3）根尖分歧：是在根尖分出的细小分支，此时主根管仍存在，多见于前磨牙和磨牙。

⚫ 三、典型病例

病例 1

患者男，64 岁，发现上前牙牙龈鼓包数日。临床检查示左上颌中切牙（21）牙色暗，叩痛（±），无松动，唇侧牙龈瘘管。牙髓电活力测试：21 无活力。根尖片：21 根尖周低密度影像，根中 1/3 根管无影像。根尖片和 CBCT 检查见图 2-12。

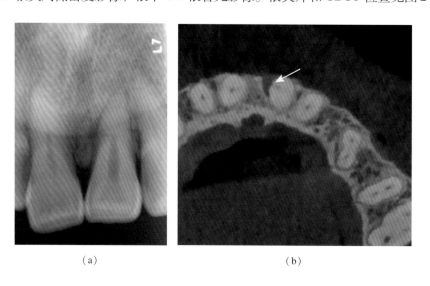

（a）　　　　　　　　　　（b）

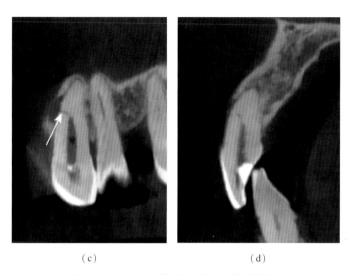

（c）　　　　　　　　　（d）

图 2-12　患者的根尖片、CBCT 图

（a）根尖片；（b）轴位；（c）冠状位；（d）矢状位示 21 近中唇侧根中 1/3 区可见根管侧支影，出现以根管侧支为中心的根尖周骨质吸收影，因根管钙化根尖区骨质反而未见明显吸收影。

····· 病例 2 ·····

　　患者男，56 岁，左下后牙行根管治疗 20 日后自觉咬合不适。临床检查示左下颌第一前磨牙（34）𬌗面可见暂封在位，冷诊（-），叩痛（±），松动Ⅰ度。根尖片示 34 隐约可见双根管影，其中一根管欠充，根尖周骨质未见明显吸收影。CBCT 检查见图 2-13。

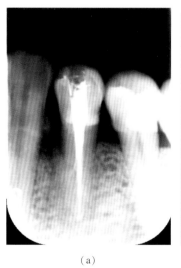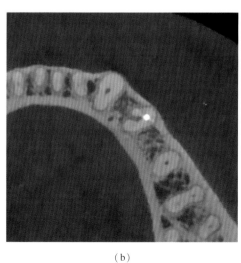

（a）　　　　　　　　　　（b）

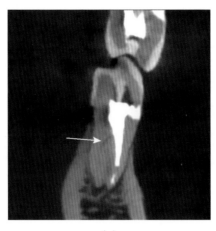

（c）

图 2-13　患者的根尖片、CBCT 图

（a）根尖片；（b）轴位；（c）冠状位示 34 于根中 1/3 区分为颊舌双根管，颊侧根管根充良好，舌侧根管内漏充，根尖周骨质少许低密度影。

▌▶ 四、知识拓展

1. Vertucci 根管分型

根管形态复杂多变，学者 Vertucci 将根管形态分为 8 种类型（图 2-14）。

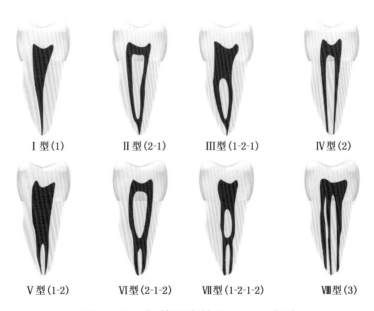

Ⅰ型(1)　　Ⅱ型(2-1)　　Ⅲ型(1-2-1)　　Ⅳ型(2)

Ⅴ型(1-2)　　Ⅵ型(2-1-2)　　Ⅶ型(1-2-1-2)　　Ⅷ型(3)

图 2-14　根管形态的 Vertucci 分型

2. CBCT 的根管系统观察技巧

CBCT 观察目标牙的根管形态时，最好调节 CBCT 的轴位、冠状位及矢状位方向，使得轴位垂直于牙根、冠状位平行于牙根方向，这样获得的 CBCT 断面图像比较完整、形象，便于理解目标牙的根管形态(图 2-15、图 2-16)。

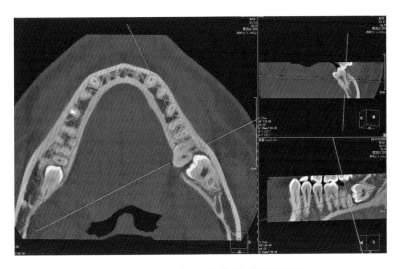

图 2-15 患者调节前的 CBCT 图

左下颌第二磨牙(37)牙体舌倾，常规重建方向下获取的 CBCT 轴位及矢状位图像，根管形态显示不佳，临床医生难以理解其根管形态及走行。

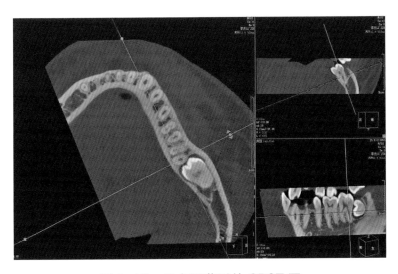

图 2-16 患者调节后的 CBCT 图

根据 37 舌倾方向调节 CBCT 的轴位、冠状位方向，获得较为完整的牙根轴位、冠状位及矢状位图像。

3. CBCT 体素与根管系统显示的关系

由于根管系统是指位于牙根内部的管状系统，包括主根管、副根管、侧支根管、根管峡部以及细小分支的网状交通，因此 CBCT 仅能显示一部分根管系统，对于根管系统过于细小的分支，CBCT 的显示能力有限，例如有的 MB2 根管在 CBCT 图像上就得不到显示。为了更加清晰地显示根管系统，在 CBCT 扫描时应尽可能选择小体素。

（文珊辉　胡子洋）

第三章
龋病

龋病(dental caries)是一类发生于牙体硬组织的细菌感染性疾病,可根据龋病进展的深度分为浅龋、中龋和深龋。龋病的致病因素主要与牙菌斑、食物、宿主,以及年龄、性别等其他因素有关。患牙主要表现为牙体硬组织色、形、质方面的变化,临床检查一般可探及龋洞。考虑到辐射量和价格,对龋病一般不会首选 CBCT 进行检查。但龋病发病率较高,进行其他疾病的 CBCT检查时常可以发现龋病,应注意不要漏诊。

如果有条件可配备卧式 CBCT,对于全身麻醉下行根管治疗的不配合患儿,可以考虑在术前使用低剂量条件拍摄 CBCT。因为儿童的龋病进展较快,所以要防止因曲面体层片遗漏龋病而很快再次发展成根尖周炎。另外,由于患儿不配合,卧式 CBCT 可以更容易获得合格的图像,从而避免因为重新拍摄增加辐射量。

▌▶ 一、龋洞的 CBCT 表现

龋病是发生于牙体硬组织的慢性进行性破坏性疾病,是最常见的疾病之一。在 CBCT 图像上,龋病表现为牙体硬组织中的低密度影(图 3-1、图 3-2)。根据病变深度可分为浅龋、中龋和深龋。当牙体硬组织密度减低不明显时,根尖片难以发现病损。由于根尖片投照原因,牙的立体结构投影在根尖片上是一个平面重叠的影像，因此不能通过根尖片判断龋洞是否穿髓。相较于根尖片，CBCT能够提供各个方向的三维断层影像，空间分辨率高，图像质量好，因此能基本判断龋洞影是否穿髓。当CBCT显示龋洞非常接近髓腔时，临床检查结果也非常重要。

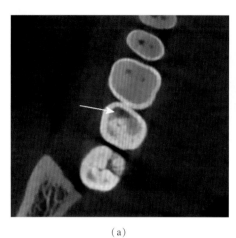 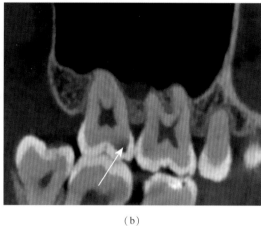

（a）　　　　　　　　　　　　　　　　（b）

图3-1　龋病的CBCT图

（a）轴位；（b）矢状位示右上颌第二磨牙(17)近中冠部中龋(箭头)。

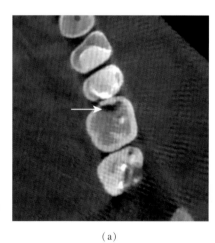 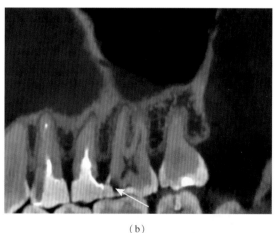

（a）　　　　　　　　　　　　　　　　（b）

图3-2　继发龋的CBCT图

（a）轴位；（b）矢状位示左上颌第一磨牙(26)近中冠部继发龋(箭头)。

二、典型病例

患者男，44 岁，因牙周治疗需要拍摄 CBCT。CBCT 显示左上颌第二磨牙（27）深龋及髓（图 3-3）。

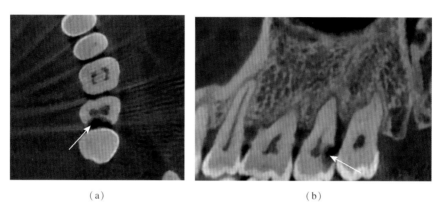

（a）　　　　　　　　　　　　　　　（b）

图 3-3　患者的 CBCT 图

（a）轴位；（b）矢状位示左上颌第二磨牙（27）远中邻面深龋及髓（箭头）。

患者男，23 岁，因上下颌多颗牙酸痛不适就诊于牙体牙髓病科。临床检查示口内多颗牙龋坏，拍摄 CBCT 行进一步检查，部分 CBCT 图像见图 3-4。

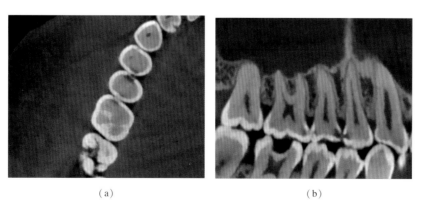

（a）　　　　　　　　　　　　　　　（b）

图 3-4　患者的 CBCT 图

（a）轴位；（b）矢状位示右上颌前磨牙（14、15）、第一磨牙（16）邻面龋。

ⅢⅢ▶ 三、拓展性问题

问题 1 CBCT 图像中龋坏影需要与什么进行鉴别?

答: 应与𬌗面窝沟(图 3-5)、冠部磨耗(图 3-6)及射线硬化伪影(图 3-7)进行鉴别,从多个面观察图像,并作出相应鉴别。注意:在龋病的诊断中,CBCT 容易因为射线硬化伪影产生假阳性结果,而根尖片反而不受影响(图 3-7)。

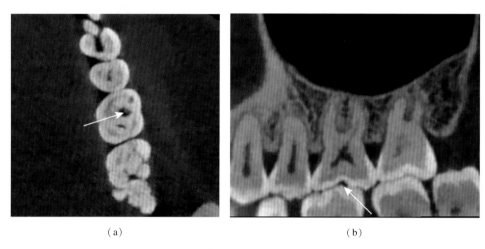

(a)　　　　　　　　　　　　　(b)

图 3-5　𬌗面中央窝的 CBCT 图

(a) 轴位;(b) 矢状位示左上颌第一磨牙(26)轴位上箭头所指低密度影不是龋洞,而是𬌗面中央窝(矢状位箭头)。

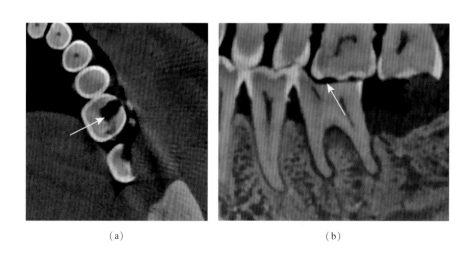

(a)　　　　　　　　　　　　　(b)

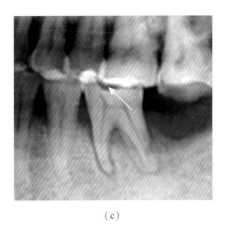

（c）

图 3-6　殆面磨耗的 CBCT 图

（a）轴位；（b）矢状位；（c）曲面重建示左下颌第一磨牙(36)轴位上箭头所指低密度影不是龋洞，而是殆面磨耗，对应矢状位和曲面重建上的箭头。

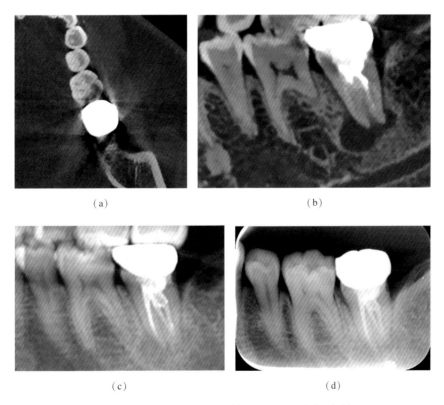

（a）　　　　　　　　　　　　　　（b）

（c）　　　　　　　　　　　　　　（d）

图 3-7　射线硬化伪影的 CBCT 图和根尖片

（a）轴位；（b）矢状位；（c）曲面重建；（d）根尖片示左下颌第一磨牙(36)远中冠部低密度影不是龋洞，而是左下颌第二磨牙(37)冠修复体射线硬化伪影，其中 CBCT 因冠修复体伪影影响诊断，而根尖片显示准确。

（问题 2）CBCT 诊断继发龋时有哪些注意事项？

答：继发龋是指龋病治疗后，窝洞周围牙体组织又发生的龋坏。继发龋可显示为牙体硬组织破坏形成密度减低的不规则窄缝，边缘不光滑。同时，要注意与垫底材料鉴别，垫底材料往往是有透射性的，同样表现为低密度影像，因此在 CBCT 诊断时需要多加注意。

（文珊辉）

第四章
牙髓病

牙髓病包括牙髓充血、牙髓炎、牙髓变性、牙内吸收和牙髓坏死。CBCT检查仅对牙内吸收和牙髓变性中的牙髓钙化有诊断价值。

第一节 牙髓钙化

牙髓钙化（pulp calcification）是牙髓组织由于血液循环较差，髓室随年龄增长其内层继发性牙本质逐渐增多致髓室变窄，根尖孔逐渐变小，引起牙髓内血液循环减少，加之牙齿受各种理化因素刺激，牙髓组织发生代谢障碍，细胞变性，纤维成分增多，牙髓活力降低，引起牙髓变性和钙盐沉积，形成大小不等的沉积物。牙髓钙化一般无临床症状，常经 X 线片偶然发现。极少数患者可因髓石压迫牙髓神经引起放射性疼痛，似三叉神经痛，但无扳机点；有些患者可表现为急性牙髓炎的疼痛症状。

一、牙髓钙化的 CBCT 表现

牙髓钙化分为弥漫性钙化和局限性钙化。

弥漫性钙化表现为正常髓室及根管影像完全消失，不能辨别出髓腔界限。

有的髓腔尚可见，但变得很细(图4-1)。

局限性钙化主要表现为高密度髓石的形成。髓石与髓室形状有一定的关系，后牙髓石往往表现为圆形或卵圆形，大小不一。髓石既可游离于髓室内(图4-2)，也可附着于髓室壁；前牙髓室较小，髓石可呈条状或针状，并位于髓室及根管内，其周围有低密度影像围绕(图4-3)。

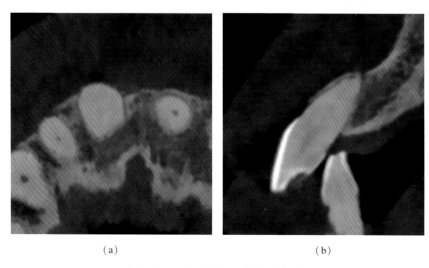

(a)   (b)

图4-1　弥漫性钙化的CBCT图

(a)轴位和(b)矢状位图示右上颌中切牙(11)根管弥漫性钙化，根管影像显示不清。

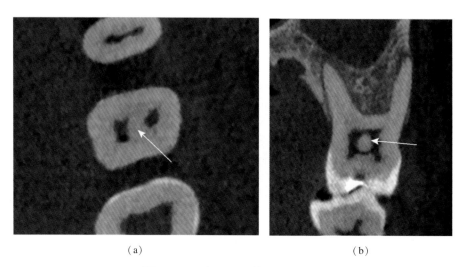

(a)   (b)

图4-2　后牙髓石的CBCT图

(a)轴位和(b)冠状位图示左上颌第一磨牙(26)局限性钙化，髓腔内可见圆形髓石(箭头)。

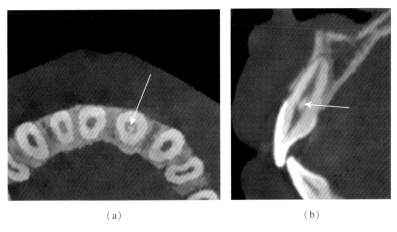

(a)　　　　　　　　　　　　(b)

图 4-3　前牙髓石的 CBCT 图

(a)轴位和(b)矢状位图示左上颌中切牙(21)局限性钙化,髓腔内可见条状髓石(箭头)。

二、典型病例

------ 病例 1 ------

　　患者男,50 岁,因右上前牙变色数年就诊于牙体牙髓病科,数十年前有前牙外伤史。口内检查示右上颌侧切牙(12)牙体变色,叩痛(-)。摄根尖片后发现 12 根尖周低密度影,根管影像大部分消失。CBCT 检查后见 12 髓腔及根管口影像尚可见,余根管影像纤细,根尖周骨质吸收(图 4-4)。

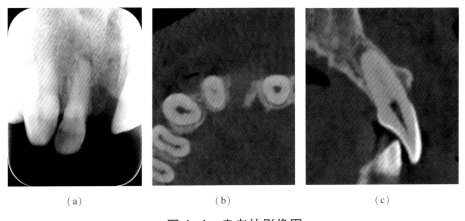

(a)　　　　　　　　　(b)　　　　　　　　　(c)

图 4-4　患者的影像图

(a)根尖片示右上颌侧切牙(12)根管弥漫性钙化,根管影像大部分消失,根尖周低密度影;(b)(c)CBCT 轴位、矢状位图示 12 自冠根交界至根尖区根管影像纤细,根尖周骨质吸收。

患者女，54岁，因右下后牙肿胀不适数月就诊于牙体牙髓病科，自述有牙髓治疗史。口内检查示右下颌第一磨牙（46）远中𬌗面大面积补物，叩痛（±），牙龈稍红肿。根尖片示46已行根管治疗，根尖周低密度影。CBCT检查后见46远舌根管钙化，未行根管充填，远中舌侧牙槽骨吸收至远舌根根尖区（图4-5）。

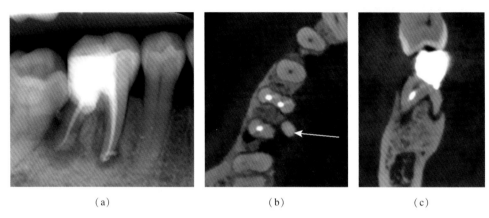

| (a) | (b) | (c) |

图4-5　患者的影像图

（a）根尖片示右下颌第一磨牙（46）已行根管充填，近远中根均可见根尖周低密度影；（b）（c）CBCT轴位、冠状位图示46可见近中、远颊、远舌（箭头）3根，远舌根根管钙化、显示不清，根管内未见充填物，远中舌侧牙槽骨吸收至远舌根根尖区。

　　患者女，51岁，因左上后牙自发痛1周就诊于牙体牙髓病科。口内检查示左上颌第二磨牙（27）远中邻面深龋近髓，冷刺激敏感，探诊疼痛，叩痛（±），牙龈稍红肿。术前根尖片示27远中低密度影近髓。行27根管治疗，根管治疗术中无法探查到远颊根管口，遂摄CBCT。CBCT示27远颊根管口钙化。临床医生根据CBCT图像顺利定位远颊根管口位置，术后根尖片示四根管根充完善（图4-6）。

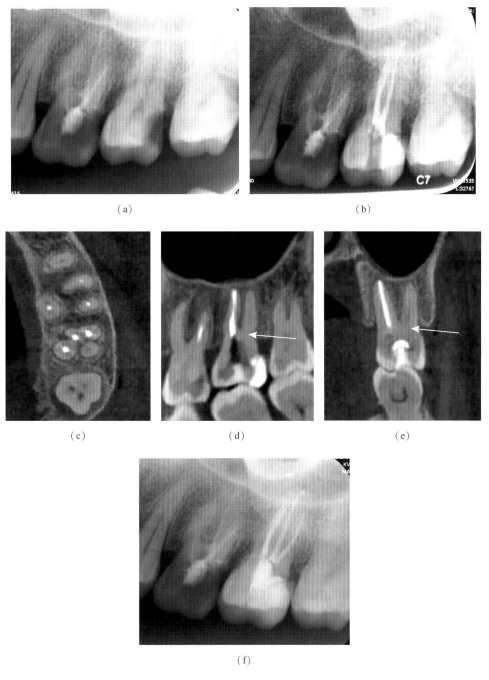

（a） （b）

（c） （d） （e）

（f）

图 4-6　患者的影像图

　　（a）术前根尖片示左上颌第二磨牙（27）远中低密度影近髓，远颊根管口影像模糊；（b）术中根尖片示 27 近中两根管及腭根根管已充填到位，远颊根管未见充填影；（c）~（e）CBCT 轴位、矢状位、冠状位示 27 远颊根管口钙化（箭头）；（f）术后根尖片示 27 远颊根管根充完善。

牙体牙髓病CBCT影像图谱及典型病例分析

患者女，26 岁，3 年前于外院行左上后牙根管治疗及冠修复，1 年前发现左腭部"血疱"，有消长史，口服消炎药有好转。口内检查示左上颌第二磨牙（27）腭侧见窦道，冠修复体在位，叩痛（±），无松动。根尖片示 27 根管内未见充填影像，根管影像欠清晰（图 4-7）。

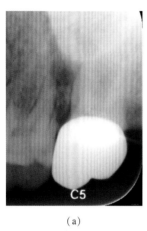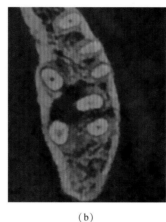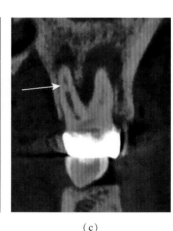

（a）   （b）   （c）

图 4-7　患者的影像图

（a）根尖片示左上颌第二磨牙（27）根管内未见充填影像，根管影像欠清晰；（b）（c）CBCT 轴位、冠状位示 27 腭根根尖 1/3 区可见点状高密度影（箭头），近颊根根管影亦部分欠清晰，近颊、腭根根尖周骨质吸收。

▶ 三、拓展性问题

问题 1　为什么部分根尖片上看起来钙化的根管，在 CBCT 图像上仍能显示纤细的根管？

答：根尖片为二维影像，其投照后存在不同程度的变形、重叠，因此部分较为细小的根管在根尖片上会表现为根管钙化，显示不清。对于这种类型的根尖片，特别是在临床治疗的过程中，若感觉根管不通，可加摄 CBCT 图像以明确诊断，但当钙化程度较高或完全钙化时，由于 CBCT 体素的原因（详见问题 3），也很难在 CBCT 图像上观察到根管影像（图 4-8）。

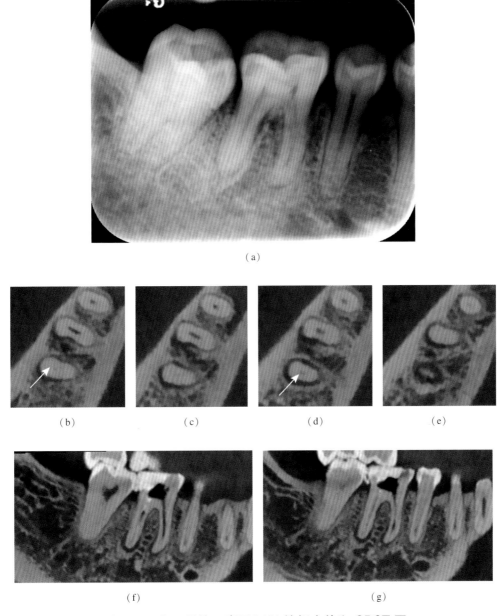

(a)

(b)　　　　　(c)　　　　　(d)　　　　　(e)

(f)　　　　　　　　　(g)

图 4-8　右下颌第一磨牙(46)的根尖片和 CBCT 图

（a）根尖片示右下颌第一磨牙(46)近远中根根尖 1/3 区根管钙化较严重；（b）~（e）CBCT 轴位和（f）（g）CBCT 矢状位示 46 远中根根尖区影像纤细、稍不连续，但根管影大致可见(显示钙化程度较根尖片轻)，近中根上段为根管预备后形态，管径增大，而根尖区钙化。

（问题2）CBCT 对于治疗牙髓钙化的患牙有什么指导意义？

答：对于根管影像模糊不清，治疗难度大的患牙，加摄 CBCT 图像可以更加精准定位根管口、判断根管走向、明确钙化的位置及程度，从而辅助治疗方案的制订和优化，提高根管治疗的效率和成功率。

（问题3）CBCT 体素是否会对判断根管钙化产生影响？

答：若根管近乎完全钙化，未钙化部分小于所使用 CBCT 设备的体素，则无法在图像上观察到未钙化部分的根管，CBCT 图像呈现完全钙化影像。CBCT 目前常用于临床的最小体素范围是 0.075~0.150 mm，而临床根管预备器械最小尖端直径可达到 0.060 mm，对于 CBCT 图像中钙化根管也可能疏通成功。

（问题4）如何区别 CBCT 图像中髓石与髓室的正常形态？

答：由于髓室的形态随着年龄的增长不断变化，年轻人的髓角至𬌗面的距离近，老年人的髓室底常为凸起形态，因此在 CBCT 轴位图像上，年轻人近𬌗面部分的髓室顶和老年人的髓室底可表现为类圆形的高密度影（图4-9）；与髓腔中髓石的影像相似。要区别这两者，可以观察 CBCT 的三维图像，在冠状位和矢状位图像中，髓室顶与髓角及𬌗方的牙本质部分相连续，而髓石位于髓室顶与髓室底之间，表现为大致呈游离状的类圆形高密度影。

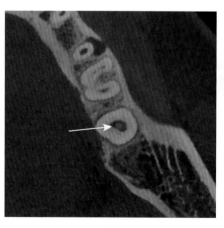

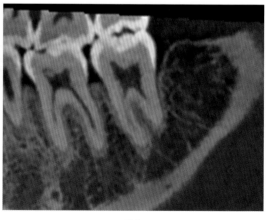

| (a) | (b) |

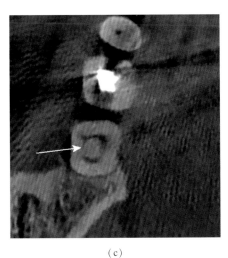

（c）

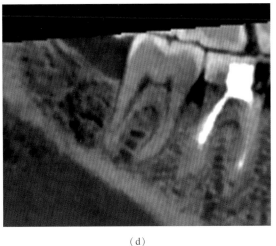

（d）

图 4-9　髓室正常形态的 CBCT 图

（a）（b）年轻患者左下颌第二磨牙（37）的轴位及矢状位；（c）（d）老年患者右下颌第二磨牙（47）的轴位及矢状位。箭头所指均为髓室底或髓室顶，不是髓石。

（问题 5）遗传性乳光牙本质（牙本质发育不全）的牙髓钙化表现是什么？

答：遗传性乳光牙本质是一种常染色体显性单基因遗传病，可发生于多颗牙，由于牙冠严重磨损，釉质剥脱，牙本质在髓腔侧的异常形成，致使髓室和根管部分或全部闭塞，表现为全口多颗牙齿的牙髓钙化（图 4-10）。

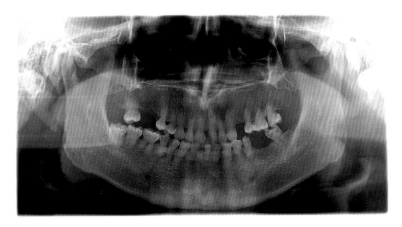

图 4-10　遗传性乳光牙本质的全景片

（曹丹彤　林梓桐）

第二节　牙内吸收

牙内吸收（internal absorption of tooth）是由于牙髓受到不良刺激后，牙髓组织发生肉芽性变，其内产生破骨细胞而引起髓室内牙本质吸收。一般由创伤或慢性炎症引起，但曾行活髓切断术或再植术的牙也可发生牙内吸收。

一、牙内吸收的影像学表现

第一，患牙髓腔扩大，呈圆形或卵圆形或不规则形密度减低的透射影（图4-11）。

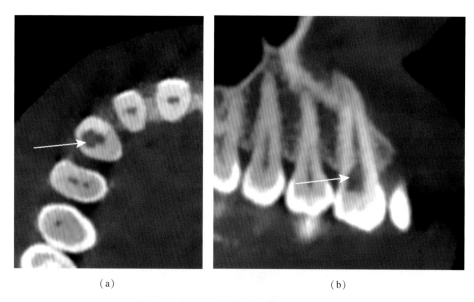

（a）　　　　　　　　　　　　　　　（b）

图4-11　髓腔内吸收的CBCT图

（a）轴位和（b）矢状位示右上颌尖牙（13）髓腔不规则扩大（箭头）。

第二，牙内吸收发生于根管的患者，有长短不一、粗细不均沿根管的扩大影，髓室壁或根管壁变薄（图4-12）。

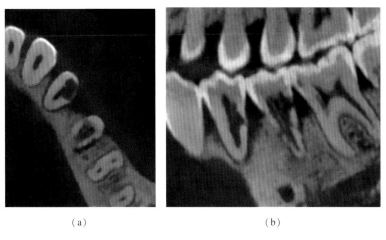

(a)　　　　　　　　　　　　　　(b)

图 4-12　牙本质吸收的 CBCT 图

（a）轴位和（b）矢状位示左下颌前磨牙（34、35）牙本质吸收，根管腔扩大，牙根部分牙体组织壁变薄。

二、典型病例

病例 1

患者男，55 岁，因左上后牙咬物不适 1 周至牙体牙髓病科就诊。口内检查示左上颌第一磨牙（26）牙冠未见明显龋坏，腭侧探及 8 mm 牙周袋，冷刺激敏感，叩诊不适（图 4-13）。

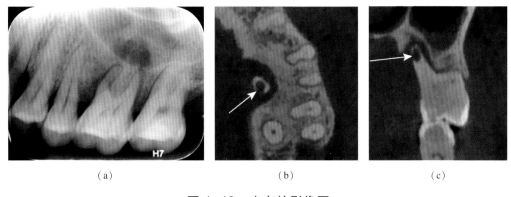

(a)　　　　　　　　　　(b)　　　　　　　　　　(c)

图 4-13　患者的影像图

（a）根尖片示左上颌第一磨牙（26）冠部未见明显龋坏，近中牙槽骨角型吸收，根尖区低密度影；（b）（c）CBCT 轴位、冠状位示 26 腭根根尖 1/3 区管径增大（箭头），腭侧牙槽骨角型吸收至根尖，左上颌窦底黏膜稍增厚。

病例2

患者女，26岁，正畸术前行 CBCT 检查（图4-14）。

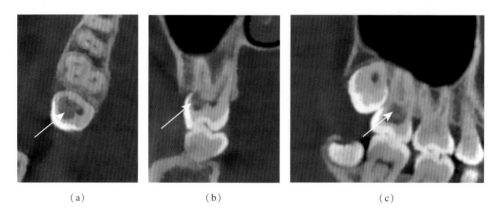

（a）　　　　　　　　　　（b）　　　　　　　　　　（c）

图4-14　后牙牙冠内吸收的 CBCT 图

（a）轴位；（b）冠状位；（c）矢状位示右上颌第二磨牙（17）冠部未见龋坏，髓腔扩大，髓室周围牙本质可见内吸收（箭头）。

病例3

患者女，12岁，正畸术前行 CBCT 检查（图4-15）。

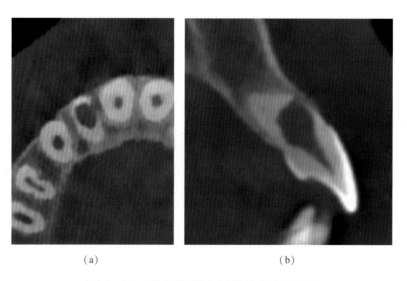

（a）　　　　　　　　　　　　　　　（b）

图4-15　前牙根管内吸收的 CBCT 图

（a）轴位和（b）矢状位示右上颌侧切牙（12）根中区根管影增粗增宽，唇侧牙体组织菲薄。

三、拓展性问题

（问题 1） 与根尖片相比，CBCT 诊断牙内吸收的优势是什么？

答：尽管牙内吸收在根尖片上也能表现出髓腔或根管内扩大的椭圆形透光影像，但是传统的 X 线片检查对于牙内吸收的早期诊断能力有限，而 CBCT 则表现出高度的灵敏性，且可以提供三维图像信息，不仅可以显示牙内吸收的部位、大小和形态，而且对于严重的牙内吸收患牙还可见牙内吸收处的髓腔壁穿孔（图 4-16），而传统的 X 线片常无法检测出髓腔壁穿孔。

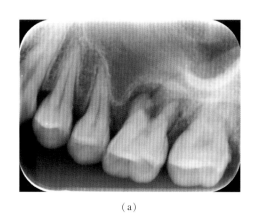

（a）

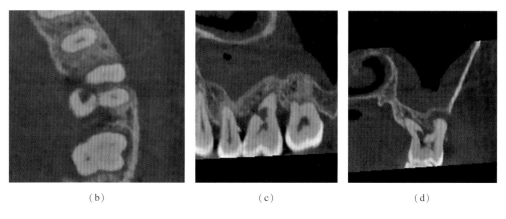

（b）   （c）   （d）

图 4-16 后牙根管内牙内吸收的影像图

（a）根尖片示左上颌第一磨牙（26）近颊根及根分叉区低密度骨吸收影；（b）~（d）CBCT 轴位、矢状位、冠状位示 26 冠部未见明显龋坏影，腭根根分叉区根管侧壁吸收穿通，根分叉及根尖周可见低密度骨质吸收影。

（问题 2） 牙内吸收患牙的 CBCT 图像应观察哪些方面？

答：观察发生内吸收的具体部位（髓腔还是根管壁）、吸收程度（是否已造成侧壁穿通）、根尖孔是否闭合，以及周围牙槽骨破坏情况等。

（问题 3） 除了影像学上的特殊表现，临床检查是否也能提示发生牙内吸收？

答：患牙的外伤史、治疗史、系统病史，以及牙冠上可见的粉红色点、龋坏、隐裂等也有助于诊断牙内吸收。

（问题 4） 如何在 CBCT 图像中区别牙内吸收与根管侧壁穿通？

答：根管侧壁穿通发生于根管治疗后的牙齿，髓室壁或根管侧壁穿通，一般有根管充填物或糊剂影外溢，侧壁穿通的位置常可见低密度骨质吸收影；而牙内吸收除了有髓室壁或根管侧壁穿通，同时还有周围根管影扩大。

（问题 5） CBCT 图像中畸形中央尖牙齿的粗大根管是否存在牙内吸收？

答：畸形中央尖大多数是由于在使用过程中发生磨耗和破损，导致牙髓和根尖感染，造成根尖发育障碍，在 CBCT 图像中表现为牙根变短、髓腔粗大、牙根不能形成、根尖孔扩大呈喇叭形，常伴根尖周骨质吸收等感染征象（详见第六章第一节）。而牙内吸收是由于牙髓受到不良刺激后，牙髓组织发生肉芽性变，其内产生破骨细胞而引起髓室内牙本质吸收。因此，畸形中央尖考虑为根尖发育不佳，不考虑为牙内吸收。

（曹丹彤　文珊辉）

第五章
根尖周病

5

第一节　根尖周炎

根尖周炎（apical periodontitis）是发生于根尖周组织的炎性疾病，通常由根管内的感染物质通过根尖孔作用于根尖周组织而引发。患者常因咬合不适，咬合痛或患牙根方牙龈处出现瘘管流脓等症状就诊。临床检查常可发现患牙有深龋、冠部充填物、修复体，以及根管治疗史等。

根尖周炎分为急性根尖周炎和慢性根尖周炎两类。急性根尖周炎可继发于牙髓炎，也可由慢性根尖周炎急性发作而来。慢性根尖周炎包括根尖周脓肿（periapical abscess）、根尖周肉芽肿（periapical granuloma），以及根尖周囊肿（radicular cyst）三类。其中根尖周脓肿、根尖周肉芽肿的治疗原则及治疗方法是相同的，且这两类根尖周炎很多时候难以区分，因此本节未对根尖周脓肿和根尖周肉芽肿进行区分和讨论。由于根尖周囊肿有时可能需要外科手术干预，且其CBCT表现具有一定的特征，因此本节将单独讨论根尖周囊肿。慢性根尖周炎急性发作时，其CBCT表现有一定的特点，本节将对急、慢性根尖周炎的CBCT表现分别进行介绍。

一、根尖周炎的 CBCT 影像学表现

1. 急性根尖周炎

继牙髓炎而来的急性根尖周炎，根尖片影像表现通常不明显，有时可在 CBCT 图像上看到牙周膜间隙增宽、根尖区轻微骨质吸收影(图 5-1)，主要依靠临床检查及患者体征进行诊断。

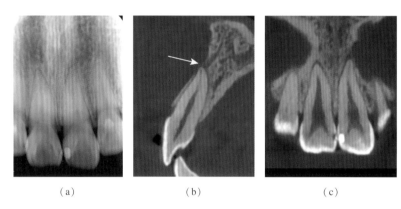

(a)　　　　　　　　　　(b)　　　　　　　　　　(c)

图 5-1　牙髓炎继发急性根尖周炎的影像图

(a)根尖片示左上颌中切牙(21)根尖周骨质未见明显异常；(b)(c)CBCT 矢状位、冠状位可见牙周膜间隙增宽，根尖区局限性骨质吸收(箭头)、唇侧骨皮质稍吸收穿通。

继慢性根尖周炎急性发作而来的急性根尖周炎，CBCT 影像学表现常为根尖区边界不规则的密度减低区，边缘一般毛糙不整，其内部可见气腔影(图 5-2)。

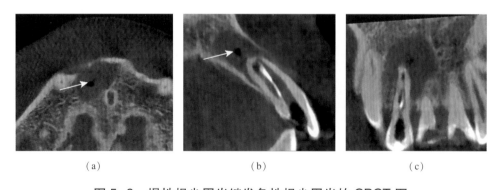

(a)　　　　　　　　　　(b)　　　　　　　　　　(c)

图 5-2　慢性根尖周炎继发急性根尖周炎的 CBCT 图

(a)轴位；(b)矢状位；(c)冠状位示右上颌侧切牙(12)根管内吸收，根尖区斑片样低密度骨质吸收影，边缘毛糙不整，其内可见气腔影(箭头)。

2. 慢性根尖周炎

慢性根尖周炎的 CBCT 影像学表现多为边界清晰的密度减低区，边缘一般较光整，病变周边有时可有骨质增生反应，一般可见明确病原牙(图 5-3)。

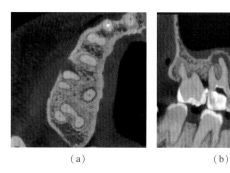

| (a) | (b) |

图 5-3 慢性根尖周炎的 CBCT 图

(a)轴位；(b)矢状位示右上颌第一磨牙(16)冠部充填物影，根管部分钙化，根尖周低密度骨质吸收影，颊侧骨皮质吸收穿通。

根尖周囊肿的 CBCT 影像学表现为以病原牙为中心，均匀透射的密度减低区；常向唇(颊)舌(腭)侧膨隆；囊壁在曲面重建呈现硬化白线，在轴位上仅表现为边界影清晰锐利(图 5-4)。注意：不一定所有的根尖周囊肿都有致密骨白线形成，一些较小的囊肿或继发感染可造成骨白线消失。

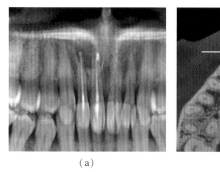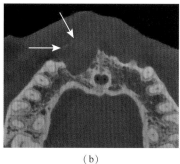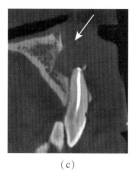

| (a) | (b) | (c) |

图 5-4 根尖周囊肿的 CBCT 图

(a)曲面重建；(b)轴位；(c)矢状位示右上颌切牙(11、12)根尖区一类圆形低密度骨质吸收影，边界清晰，边缘部可见硬化白线(箭头)并向唇侧膨隆。

二、典型病例

病例 1

患者女，39 岁，因右上后牙牙龈瘘管数日就诊，十余年前该牙有治疗史，数日前补物脱落。临床检查示右上颌第一磨牙（16）窝洞，叩痛（−），无松动，腭侧可见窦道口；根尖片示踪达16腭根根尖，根管影像部分不清，遂拍摄CBCT进一步检查，CBCT示16根管部分钙化、根尖周炎（5-5）。

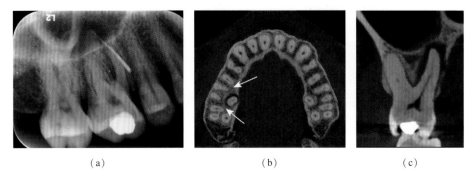

（a）　　　　　　　　（b）　　　　　　　　（c）

图5-5　患者的影像图

（a）根尖片示踪牙胶至16腭根根尖，根管影像部分不清；（b）轴位和（c）冠状位CBCT图像示16腭根根尖周骨质吸收，腭根周围骨质骨小梁较左侧显增生致密（箭头），近颊根及远颊根管部分钙化。

------ 病例2 ------

患者男，29岁，于数月前感到左上颌前磨牙隐约不适，曾行根管治疗和冠修复。临床检查示左上颌第二前磨牙（25）已冠修复，叩诊略有不适，牙龈尚可，左上颌第一前磨牙（24）、左上颌第一磨牙（26）未见明显异常。根尖片示25已行根管治疗，根尖周隐约有类圆形低密度影像，遂拍摄CBCT行进一步检查，CBCT示25根尖周囊肿（图5-6）。

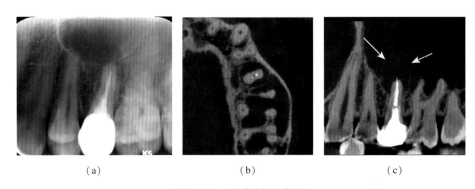

（a）　　　　　　　　（b）　　　　　　　　（c）

图5-6　患者的影像图

（a）根尖片示25已行根管治疗，根尖周类圆形低密度影；（b）轴位和（c）矢状位CBCT图像示25根尖区充填欠密实，根充物稍显超充，根尖周类圆形低密度影，边缘可见硬化白线（箭头），向左侧上颌窦腔内膨隆，左侧上颌窦可见软组织密度影。

▶ 三、拓展性问题

（问题 1） 根尖周炎 3 种排脓方式在 CBCT 图像上是怎么显示的？

答：根尖周炎的 3 种排脓方式分别为：通过骨髓腔突破骨膜、黏膜或皮肤向外排脓，见图 5-7（a）、图 5-7（b）；通过根尖孔经根管从冠部缺损处排脓；通过牙周膜从龈沟或牙周袋排脓，见图 5-7（c）、图 5-7（d）。第二种从冠部缺损排脓在影像上无法显示。

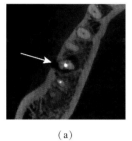 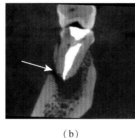 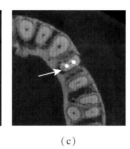 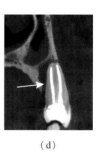

（a）　　　　　　　　（b）　　　　　　　　（c）　　　　　　　　（d）

图 5-7　根尖周炎不同排脓方式的 CBCT 图

（a）（b）同一位患者的 CBCT 图像，右下颌第一磨牙（46）远中根颊侧骨皮质缺损（箭头），通过穿破骨膜向外排脓；（c）（d）另外一位患者的 CBCT 图像，左上颌第一前磨牙（24）腭侧窄而深牙槽骨吸收（箭头），颊侧骨皮质吸收缺如，通过牙周袋排脓。

（问题 2） 根端囊肿的治疗原则是什么？CBCT 检查的优势有哪些？

答：当囊肿较小时，优先考虑行根管治疗并密切随访。有研究指出，在根管治疗的同时行根管外科治疗相较于单纯根管治疗预后更好。但当囊肿范围较大，波及周围多颗邻牙时，建议通过外科手术治疗彻底刮除囊壁。CBCT 检查的优势在于当根尖周囊肿范围较大时，通过多平面重建可以清晰观察邻牙牙根是否受累，从而避免不必要的根管治疗。

（问题 3） 在根尖片、曲面体层片、CBCT 图像上，根尖周炎应与什么进行鉴别？

答：（1）应与正常牙周膜间隙相鉴别。

在年轻人牙齿的 CBCT 图像中，经常能看到正常牙周膜间隙较宽，较一般成年人或老年人的牙周膜间隙偏宽(图5-8),此时不可误诊为根尖周炎。由于CBCT存在容积效应,可能会存在假阳性结果,因此需要对图像上的多牙位对比,并结合患者的临床症状、病史以及冠部影像综合分析。

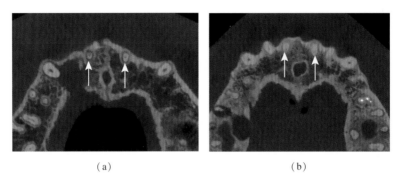

(a) (b)

图5-8 不同年龄患者牙周膜间隙的CBCT图

(a)一位16岁的患者;(b)一位51岁的患者。(a)中双侧上颌中切牙(11、21)正常牙周膜间隙较(b)明显偏宽(箭头)。

(2)应与骨质疏松症相鉴别。

骨质疏松症是一种系统性骨质代谢疾病,它表现为骨量和骨质结构的改变。当骨质丧失区恰好位于牙根周围时,尤其在根尖片或曲面体层片中,它容易被误诊为根尖周炎造成的骨质结构破坏,需鉴别区分。CBCT能够清晰地显示颌骨内部骨小梁结构,对评价颌骨骨质疏松具有较高灵敏度。骨质疏松在CBCT影像上常表现为骨小梁密度降低,孔隙增多(图5-9)。

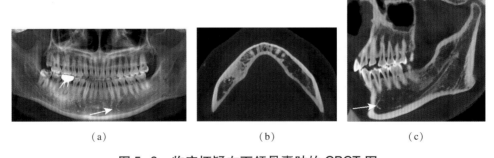

(a) (b) (c)

图5-9 临床怀疑左下颌骨囊肿的CBCT图

(a)曲面重建示左下颌前磨牙、磨牙(34、35、36)根尖区见一类圆形低密度影,边缘部分可见硬化白线(箭头);(b)(c)CBCT轴位、矢状位示34、35、36根尖区低密度影仅为骨小梁稀疏所致,其内仍可见散在索条样骨小梁影,不是根尖周囊肿。

（3）应与根尖周牙骨质-骨结构不良相鉴别。

根尖周牙骨质-骨结构不良，常发生在下颌前牙，可与下切牙根尖相连，影像学表现为根尖区低密度透射影，其内可见点状、小片团块样钙化影。在根尖片或曲面体层片上亦经常被误诊为根尖周炎，具体影像学表现在本章第四节中有具体讲述，建议结合 CBCT 图像及临床检查判断。

（问题4）在 CBCT 图像上观察根尖周炎时，还可以观察到哪些内容？

答：年轻恒牙长期慢性根尖周炎或同时伴有致密性骨炎时，还可观察是否穿通骨皮质，是否存在骨膜反应(图 5-10)，这种细微的影像学征象在普通 X 线片上是很难观察到的。此时临床检查下颌骨颊舌侧或可触及质地较硬的肿块。

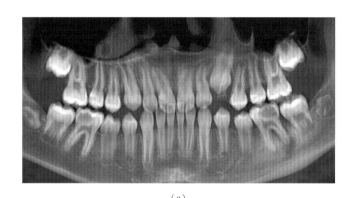

(a)

(b)

图 5-10 根尖周炎伴骨膜反应的 CBCT 图

患者女，10 岁，主诉牙龈肿胀溢脓 1 年。（a）曲面重建图；（b）CBCT 轴位示左下颌第一磨牙根尖周骨质吸收，周围骨小梁呈反应性增生，左下颌骨颊侧可见骨膜成骨影(箭头)。

（文珊辉　高安天）

牙体牙髓病CBCT影像图谱及典型病例分析

第二节　致密性骨炎

　　致密性骨炎（condensing osteitis，CO）是受到轻微、持续的低毒性因素刺激后产生的一种骨质增生，属于正常骨组织的防御性反应，通常发生于病源牙根尖组织周围骨质。致密性骨炎被认为是慢性根尖周炎的一种表现，组织病理学的表现以增生为主，其病因与病源牙根尖周局部受到长期慢性刺激，且机体抵抗力较强等因素有关。致密性骨炎多见于青年人，上下颌均可发病，其中以下颌磨牙多见。患者一般没有明显的临床症状，常在影像学检查时偶然发现。

▶ 一、致密性骨炎的 CBCT 表现

　　致密性骨炎表现为患牙根尖区的骨质增生，在 CBCT 图像上，可见患牙根尖区骨小梁增多增粗紊乱，骨质密度增高，骨髓腔变窄甚至消失，与正常骨组织无明显分界。根尖区牙周膜间隙可增宽，根尖无增粗膨大（图 5-11）。

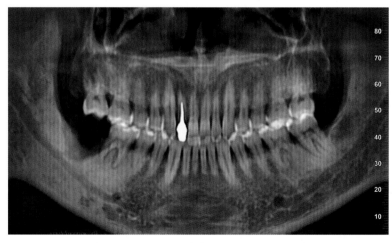

(a)

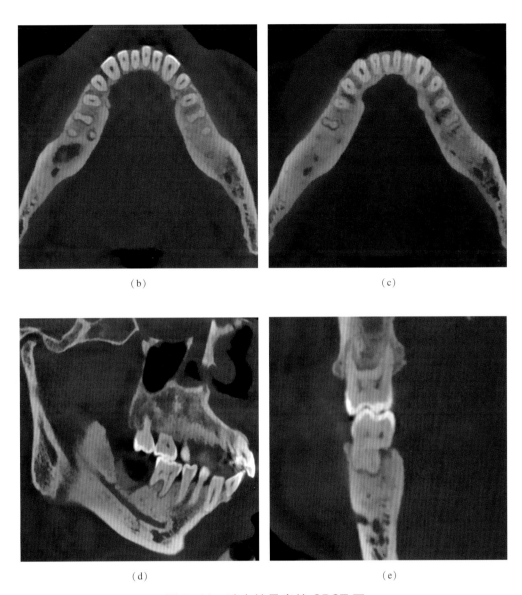

(b)　　　　　　　　　　　　　　　　　　　(c)

(d)　　　　　　　　　　　　　　　　　　　(e)

图 5-11　致密性骨炎的 CBCT 图

　　(a) 曲面重建；(b)(c) 轴位；(d) 矢状位；(e) 冠状位示双侧下颌后牙区骨质密度增高，骨小梁增多增粗，骨髓腔变小，部分区域甚至消失，且病变区与正常骨无明显分界。

　　部分患有慢性根尖周炎的患牙伴有致密性骨炎，CBCT 表现为根尖周低密度影周围骨质致密(图 5-12)。

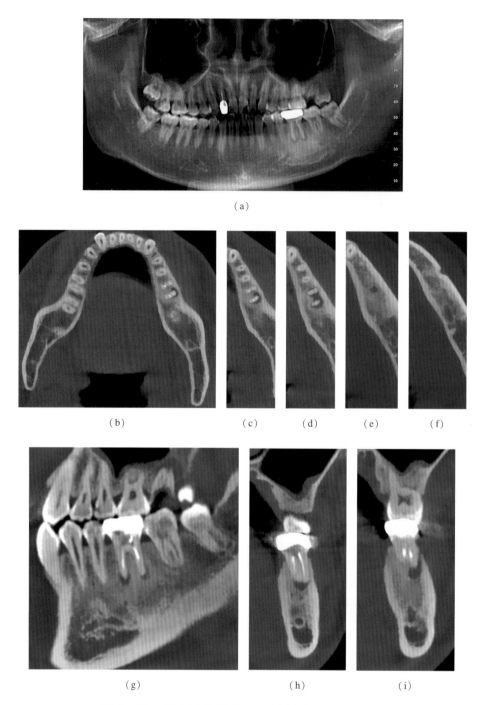

图 5-12 根尖周炎伴发致密性骨炎的 CBCT 图

（a）曲面重建；（b）~（f）不同层面轴位；（g）矢状位；（h）（i）冠状位示左下颌第一磨牙(36)根管治疗及冠修复后，根充欠密实到位，36根尖周见低密度影，其周围骨小梁增粗紊乱，骨质密度增高。

二、典型病例

患者男，24 岁，因右下后牙不适 6 个月、反复肿胀来院就诊。口内检查示右下颌第二磨牙(47)冠修复体，颊侧可见瘘管，叩痛(±)，松动 I 度。根尖片示 47 根尖见低密度影。临床诊断为 47 慢性根尖周炎，拍摄 CBCT 进一步检查，如图 5-13 所示。

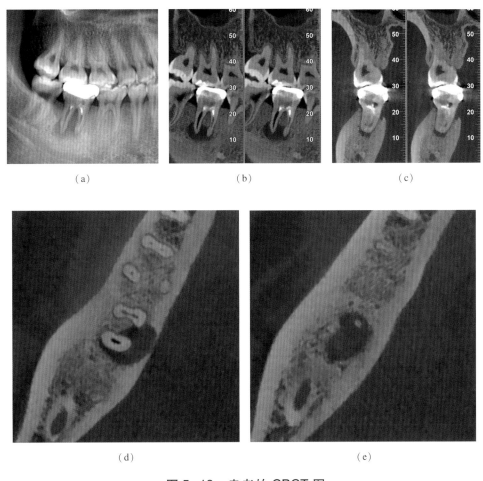

(a)　　　　　　　　(b)　　　　　　　　(c)

(d)　　　　　　　　　　　　　　(e)

图 5-13　患者的 CBCT 图

(a) 曲面重建；(b) 矢状位；(c) 冠状位；(d)(e) 轴位示右下颌第二磨牙(47)髓腔见补物影，根尖周见低密度影，边缘较为清晰；其周缘骨质骨小梁增多增粗，骨质密度增高，骨髓腔变窄。

------- 病例2 -------

患者男，32岁，因左颊肿物6个月就诊于口腔颌面外科。临床医生口外检查显示面部基本对称，张口轻度受限。口内检查示左下颌第一、二磨牙（36、37）殆面可见补物，36、37叩痛（±），黏膜明显红肿。左下颌骨可扪及膨隆，36、37颊侧可扪及条索样瘘管，至左面部皮肤，质韧。为了进一步明确诊断拍摄CBCT，CBCT显示36、37根尖周炎伴左下颌骨致密性骨炎（图5-14）。

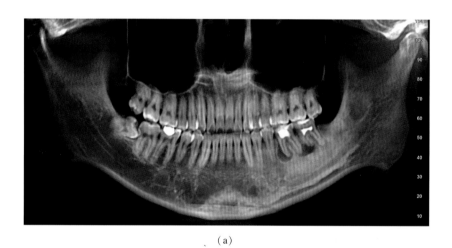

（a）

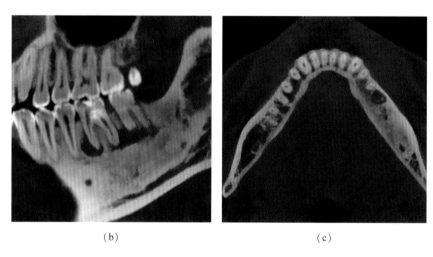

（b）   （c）

图5-14　患者的CBCT图

（a）曲面重建；（b）矢状位；（c）轴位示左下颌第一、二磨牙（36、37）见补物，36及37根尖周见低密度影，左侧下颌后牙区骨质密度增高，骨髓腔消失，与正常骨质界限不清。

三、拓展性问题

（问题 1） 致密性骨炎一般无明显临床表现，常为摄片后发现，应如何处理？

答：①致密性骨炎多发生于下颌骨，与根尖周长期低毒性刺激有关，表现为根尖部周围骨质呈局限性致密性的阻射影像，范围大小不定。由于其无明显症状，临床上一般不针对致密性骨炎治疗，以观察为主。②致密性骨炎常与慢性根尖周炎相伴出现，针对慢性根尖周炎，一般进行根管治疗。文献报道根管治疗可以成功治疗根尖周致密性骨炎，愈合包括硬化骨的消失，且硬化骨的消失通常伴随着牙周膜的正常化。

（问题 2） CBCT 是否对致密性骨炎有更优的诊断价值？

答：致密性骨炎一般无明显的临床症状，常由于患牙同时存在根尖周炎，摄根尖片、曲面体层片或 CBCT 发现患牙同时存在致密性骨炎。致密性骨炎具有一定的局限性，表现为根尖区的骨质致密硬化，因此根尖片及曲面体层片能够对致密性骨炎进行较为明确的诊断。为了明确致密性骨炎的范围，可以在根尖片的基础上加摄 CBCT。为了进一步明确患牙根管治疗情况，以及是否存在根管钙化等，也可进一步加摄 CBCT。

（潘　笑　邓润智）

第三节　牙骨质增生

牙骨质增生（hypercementosis，HC）是一种非肿瘤性疾病，增生的牙骨质沿牙根过度沉积。其病因可能与炎症、创伤或其他不明原因等刺激因素有关。上下颌均可发生，下颌后牙区较为多见，可见于龋病、牙周炎及创伤的牙，多无明显的临床症状，有时因拔牙困难或其他原因进行影像学检查时偶然发现。

▊▶ 一、牙骨质增生的 CBCT 表现

牙骨质增生是发生于牙根的牙骨质过度沉积，因此增生的牙骨质是其诊断的直接征象。在 CBCT 图像上，表现为牙根周缘的较高密度的牙骨质影像，由于增生牙骨质沿牙根不断沉积，使牙根变粗、肥大（图 5-15），增生牙骨质可与牙槽骨粘连，患牙牙周膜间隙消失。

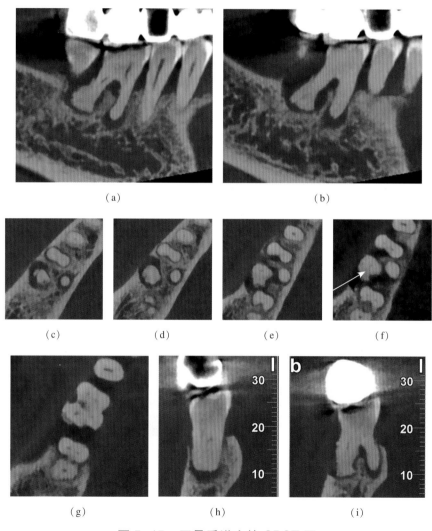

图 5-15　牙骨质增生的 CBCT 图

（a）（b）矢状位；（c）~（g）轴位的不同层面；（h）（i）近远中根冠状位图像。CBCT 示右下颌第一磨牙（46）远颊根牙骨质增生，牙根膨大。

二、典型病例

患者女，18 岁，因右下后牙疼痛不适 1 周余就诊于牙体牙髓病科。口内检查示右下颌第一磨牙(46)远中殆面可见充填物，继发深大龋洞，探腐质多，叩痛(+)，无松动。根尖片示 46 根管治疗术后，根充不到位，根尖区低密度影像。拍摄 CBCT 显示 46 根管部分钙化，牙骨质增生，根尖周骨质吸收(图 5-16)。

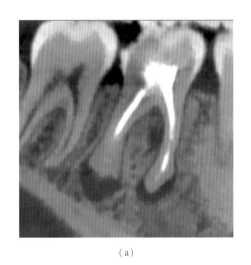

(a)

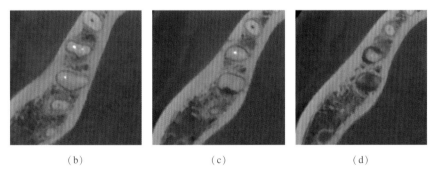

(b)　　　　　　　　(c)　　　　　　　　(d)

图 5-16　患者的 CBCT 图

(a)矢状位；(b)~(d)轴位的不同层面。右下颌第一磨牙(46)已行根管治疗，根管内见根充物影，根充欠到位、欠密实，近远中根根周牙骨质增生，根管根尖 1/3 区钙化欠清，近远中根根尖区骨质吸收。

病例2

　　患者女，50岁，因双侧后牙阻生就诊于口腔颌面外科，拔除阻生牙前拍摄 CBCT。CBCT 显示双侧下颌第三磨牙(38、48)牙骨质增生(图 5-17)。

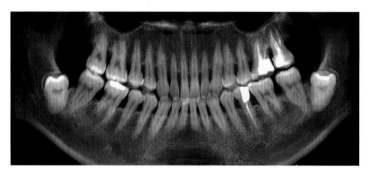

(a)

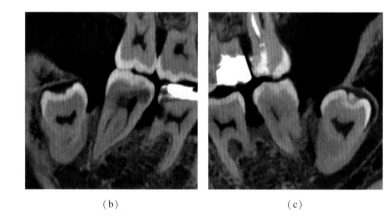

(b)　　　　　　　　　(c)

(d)

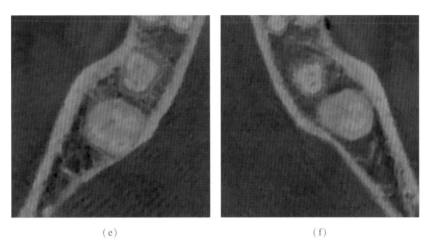

（e）　　　　　　　　　　　　　（f）

图 5-17　患者的影像图

（a）曲面重建；（b）（c）矢状位；（d）~（f）轴位示双侧下颌第三磨牙（38、48）阻生，牙根周缘可见较高密度牙骨质增生影，牙根膨大明显，38、48 牙周膜消失，牙根与牙槽骨粘连。

----- 病例 3 -----

患者女，30 岁，因右上下后牙发现龋洞数周就诊于牙体牙髓病科。口内检查示右下颌第一、二磨牙（46、47）殆面和右上颌第二、三磨牙（17、18）颊侧牙体组织缺损，探及龋坏组织，未探及明显露髓孔，探诊敏感，叩痛（-），无松动，龈未见明显异常，温度测验反应正常。右下颌第二前磨牙（45）畸形中央尖。CBCT 显示 45 牙根弯曲、牙骨质增生，45、46 根尖周炎（图 5-18）。

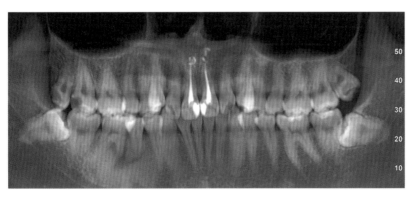

（a）

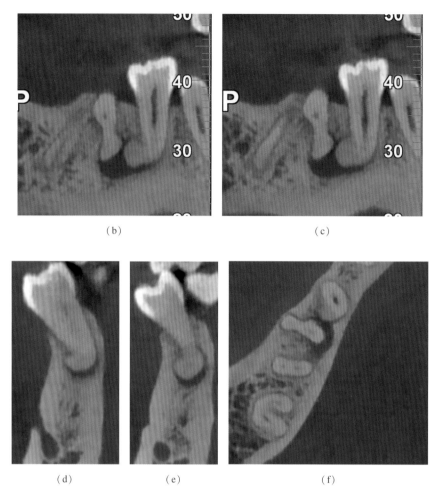

图 5-18　患者的影像图

（a）曲面重建；（b）（c）矢状位；（d）（e）冠状位；（f）轴位示 45 牙体扭转，牙冠颊倾，根尖向远中弯曲，牙根尖 1/3 区周围呈球形增粗，根端区见低密度骨质吸收影，向远中累及右下颌第一磨牙(46)近中根。

▐▶ 三、拓展性问题

（问题1）患有牙骨质增生牙齿的根管及根尖孔改变有哪些?

答：部分患有根尖周炎的牙齿伴发牙骨质增生，为了彻底消除炎症，一般会进行根管治疗。研究发现，患牙骨质增生的牙齿其根管及根尖孔可能发生变化，包括：①根尖孔的位置和直径改变；②有些根尖孔可完全或部分闭塞；③多个根尖孔等。

（问题2） 在影像学检查中发现牙骨质增生，根管治疗中有哪些注意事项？

答：由于牙骨质增生常与炎性改变有关，很多牙骨质增生的病例会伴有根管钙化、根外吸收，因此对于牙骨质增生的患者可能提示更难的根管治疗和不佳的预后。由于根管治疗常规拍摄的根尖片就可以诊断牙骨质增生，在治疗中，如拍摄的根尖片显示牙骨质增生，很可能伴发根管钙化和牙根外吸收。为了进一步评估患牙的情况，可以加摄 CBCT，通过 CBCT 对患牙进行精确评价，从而有助于医患沟通和对预后的判断。

（问题3）牙骨质增生对阻生牙拔除和正畸治疗有什么影响？

答：阻生的第三磨牙可有牙骨质增生，骨质增生可导致第三磨牙粘连牙槽骨而增加拔除的难度，因此临床医生在拔除时应避免使用暴力。对于正畸治疗，发生牙骨质增生的牙齿牙周膜消失，与牙槽骨粘连，在正畸力作用下可表现出较小的活动能力。

（问题4）牙骨质增生与成牙骨质细胞瘤、牙结石应如何鉴别？

答：（1）牙骨质增生临床常见于龋病、牙周炎及创伤的牙，多无临床症状，有时因拔牙困难或其他原因拍摄 X 线片时偶然发现。在影像上由于增生的牙骨质沿牙根不断沉积，牙根会变粗增大。

（2）成牙骨质细胞瘤（cementohlastoma）又名真性牙骨质瘤，平均发病年龄为 20 岁。临床上，成牙骨质细胞瘤多无临床症状；受累牙偶有疼痛，但牙髓活力正常；多发生于下颌骨（前磨牙或第一磨牙）。CBCT 图像上成牙骨质细胞瘤多呈类圆形混合高密度表现，边界清晰，有低密度包膜围绕。肿瘤多与受累牙的牙根融合，牙根可吸收。

（3）牙结石：又称牙石，是沉积在牙面或修复体上已钙化或正在钙化的菌斑及沉积物。牙结石在 CT 中常表现为近牙根表面的高密度影，形态不规则，边缘常不光整，部分游离，与牙骨质有较清晰的分界。而且常伴有慢性牙周炎症，牙槽骨有不同程度的吸收（图5-19）。

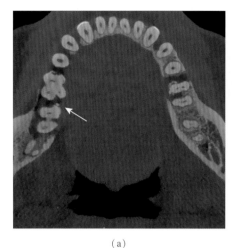 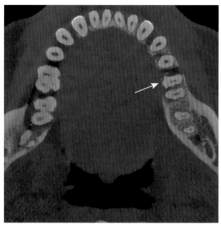

（a）　　　　　　　　　　　　　　　（b）

图 5-19　慢性牙周炎牙结石的 CBCT 图

（a）（b）轴位示牙根表面散在颗粒状高密度影（牙结石影像）。

（潘　笑　邓润智）

第四节　牙骨质-骨结构不良

　　牙骨质-骨结构不良（cemento-osseous dysplasia，COD）以前称为牙骨质结构不良，也被称为假性牙骨质瘤，不是一种真性肿瘤。根据世界卫生组织的新分类，目前称为牙骨质-骨结构不良。

　　牙骨质-骨结构不良病一般无明显的临床症状，仅在患者进行影像学检查时偶然发现。偶尔存在相关的临床表现，如无痛性肿胀，较为严重的患者可出现疼痛、脓性分泌物、颌骨不对称肿胀等症状。牙骨质-骨结构不良有多种临床表现形式，且具有不同的名称。发生于下颌前部仅累及少数下切牙时，称为根尖周牙骨质-骨结构不良（periapical osseous dysplasia）；发生于后牙区的类似局限性病变，称为局灶性牙骨质-骨结构不良（focal osseous dysplasia）；多发性改变累及 4 个象限的，可以称为繁茂型牙骨质-骨结构不良。此外还有一种称为家族性巨大型牙骨质瘤。

一、牙骨质-骨结构不良的 CBCT 表现

1. COD 的 3 个阶段

COD 按照影像学表现可以分为骨质溶解破坏期、牙骨质小体形成期和钙化成熟期 3 个阶段。

（1）早期病变（骨质溶解破坏期）

在患牙根尖周牙槽骨溶解破坏，代之以纤维结缔组织。CBCT 上表现为低密度透射区，多数为小圆形或类圆形，边缘不整齐，仔细观察可见其内索条样纤维结缔组织影，骨硬板及牙周膜间隙消失。单颗牙病变与慢性根尖周炎相似，但患牙活力存在。

（2）第二期病变（牙骨质小体生成期）

随着病变的发展，在纤维结缔组织内出现牙骨质小体样结构、骨样组织和骨组织。CBCT 上表现为病变区有高密度的点状或小片团状钙化影。

（3）第三期病变（钙化成熟期）

钙化成分增多，出现较大的牙骨质团块和编织状组织。CBCT 上表现为根尖区成团状、体积增大的钙化影像。

这种分期是以骨质的改变过程来分的，但在同一患者不同时间的影像图中，可同时出现几个时期的改变。

2. COD 的 3 种分型

目前的观点认为，3 种分型的 COD 具有上述相同的病理学进程。临床发生于下颌前部仅累及少数下切牙时，称为根尖周牙骨质-骨结构不良（图5-20）；发

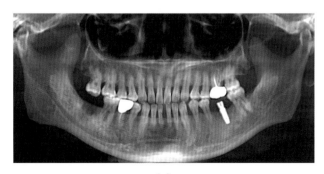

（a）

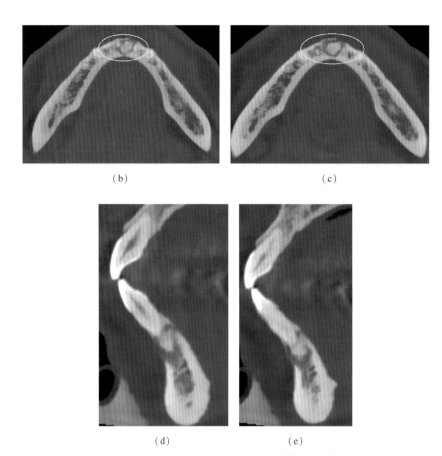

（b）　　　　　　　　　　　　（c）

（d）　　　　　　　　　　　　（e）

图5-20　下颌前牙根尖周牙骨质-骨结构不良的CBCT图

（a）曲面重建；（b）（c）轴位；（d）（e）矢状位示下颌前牙根尖周见不规则稍低密度影，边缘不清晰，其内见斑片状稍高密度影。

生于后牙区的类似局限性病变称为局灶性牙骨质-骨结构不良（图5-21）；多发性改变累及多象限的可以称为繁茂型牙骨质-骨结构不良（图5-22）。

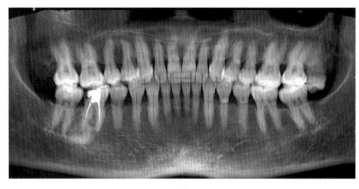

（a）

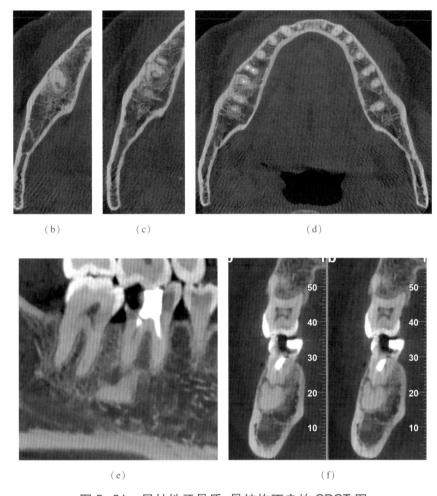

（b）　　　　　　　　（c）　　　　　　　　　　　（d）

（e）　　　　　　　　　　　　　　　（f）

图 5-21　局灶性牙骨质-骨结构不良的 CBCT 图

（a）曲面重建；（b）~（d）轴位；（e）矢状位；（f）冠状位示右下颌第一磨牙(46)根端区团块状高密度影，边缘部分可见纤维索条样稍低密度影。

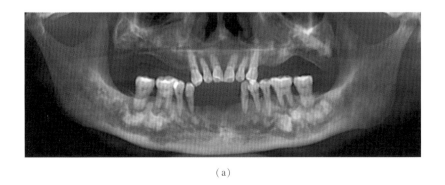

（a）

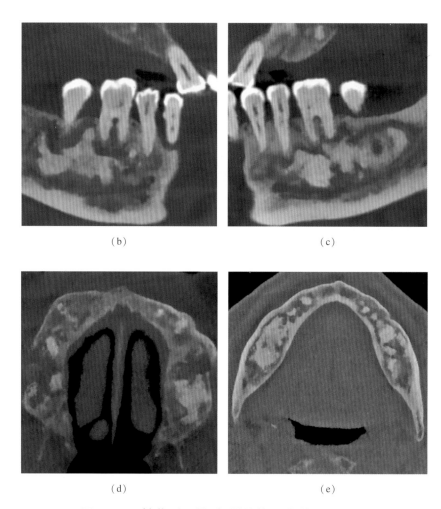

（b）　　　　　　　　　　　　　　（c）

（d）　　　　　　　　　　　　　　（e）

图 5-22　繁茂型牙骨质-骨结构不良的 CBCT 图

（a）曲面重建；（b）（c）矢状位（双侧下颌磨牙区）；（d）（e）轴位（上下颌）示双侧上下颌后牙根端区见散在团块状高密度影，下颌骨病变范围较大，边界尚清晰，周缘部分可见纤维索条样稍低密度影。

▐▶ 二、典型病例

> 病例 1

　　患者女，42 岁，因左下后牙根管治疗后不适 1 月余就诊。口内检查示左下颌第二、三磨牙（37、38）𬌗面见补物，叩痛（±），牙龈未见明显异常，冷热诊无明显不适，颊侧可探及牙周袋，探诊易出血。根尖片示左下颌第一、二磨牙（36、37）根方大面积高密度影。进一步行 CBCT 检查，诊断为双侧下颌骨牙骨质-骨结构不良（图 5-23）。

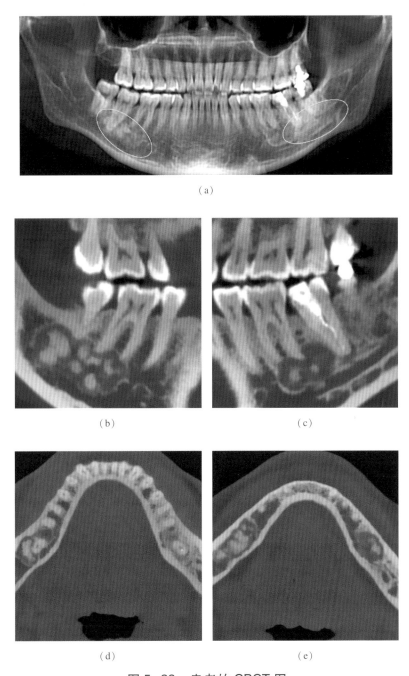

（a）

（b）　　　　　　　　（c）

（d）　　　　　　　　（e）

图 5-23　患者的 CBCT 图

（a）曲面重建；（b）（c）双侧矢状位；（d）（e）轴位示双侧下颌后牙牙根周可见团块样高密度影，局部融合成团，边缘可见纤维索条样稍低密度影。

病例 2

　　患者女，39 岁，因"左下后牙不适 1 年余"入院。患者经洁牙、补牙等治疗后未见明显好转，口内检查示全口卫生一般，可探及牙石、牙龈探诊出血，全口牙叩痛(-)。进一步行 CBCT 检查，诊断为上下颌骨繁茂型牙骨质-骨结构不良(图 5-24)。

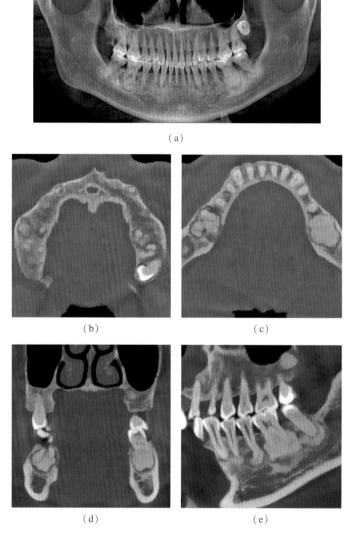

(a)

(b)　　　　　　　　　(c)

(d)　　　　　　　　　(e)

图 5-24　患者的 CBCT 图

　　(a)曲面重建；(b)(c)轴位(上下颌)；(d)冠状位；(e)矢状位(左下颌)示双侧上下颌多颗牙根尖区可见不规则团块状骨密度影，局部融合成团，边界尚清晰，周缘可见纤维索条样稍低密度影。

三、拓展性问题

（问题 1） 单颗牙的 COD 处于骨质溶解破坏期时，在影像学表现上与慢性根尖周炎相似，应如何鉴别？

答：在患牙处于 COD 早期病变时，根尖周骨质被纤维结缔组织取代。CBCT 上常表现为低密度透射区，仔细观察可见其内索条样纤维结缔组织影，边缘不整齐。但 COD 患牙活力存在，且牙体完整，无龋坏，牙周疾病或咬合创伤。慢性根尖周炎影像上表现为根尖区低密度影（其内无索条样纤维结缔组织影），患牙往往存在龋坏，有疼痛或咬合不适等症状。可先进行牙髓电活力测试以确定牙髓活力。

（问题 2） CBCT 诊断 COD 的优势有哪些？

答：①更好地显示多发性病变；②判断颊舌侧骨板受累的情况，是否存在继发感染（骨膜反应）；③准确判断病变的累及区域、范围，根尖区低密度影内细微纤维索条样结构，此可与根尖周炎鉴别。

（问题 3） COD 与成牙骨质细胞瘤应如何鉴别？

答：成牙骨质细胞瘤又称真性牙骨质瘤，多发生于 25 岁以下的青年男性，好发部位是下颌第一磨牙区。成牙骨质细胞瘤生长缓慢，多无自觉症状，肿瘤增大时可有颌骨膨胀和疼痛。影像学表现为牙根部团状密度增高区，周边可见低密度结缔组织包膜，可伴有牙根吸收或牙根与肿瘤融合（图5-25）。COD 以往被称为"假性牙骨质瘤"，常见于中年女性，不局限于下颌第一磨牙，常多发，无自觉症状，较少引起颌骨膨胀和疼痛，第三阶段影像学表现为致密团块影，周围仅可见不均匀纤维索条样稍低密度影、无明显低密度包膜影。

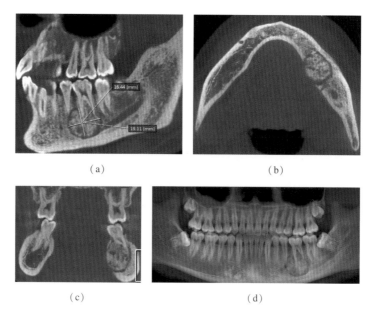

（a）矢状位；（b）轴位；（c）冠状位；（d）曲面重建示左下颌第一磨牙(36)根尖区可见团状高密度影，病变向舌侧膨大，与牙根关系密切，周围见环形低密度影，神经管有推压移位征象。

图 5-25　成牙骨质细胞瘤的 CBCT 图

（问题 4）COD 与骨岛应如何鉴别？

答：骨岛是发生于颌骨内的一种高密度影，形状不规则，有多种表现形式，常发生在前磨牙和磨牙的牙根之间或牙根下方，密度较均匀，无包膜形成是诊断最重要的要点（图 5-26）。在临床上，骨岛对正畸牙移动和种植体植

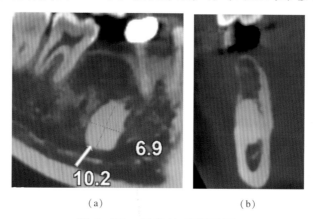

（a）矢状位；（b）冠状位。右下颌第一磨牙(46)缺失，下颌骨 46 区可见不规则高密度影，密度均匀，边界清楚，未见明显低密度包膜影。

图 5-26　骨岛的 CBCT 图

入可能产生一定的影响。

（问题5）COD 与骨化纤维瘤应如何鉴别?

答：骨化纤维瘤是一种真性肿瘤，临床常表现为颌骨的无痛性肿大。大多单发，边界清晰，可表现为密度减低（图5-27）或混杂密度。与 COD 相比，骨化纤维瘤体积比较大，增大时可使颌骨膨大变形，相关牙移位，受累牙的骨硬板可消失，牙根可吸收。

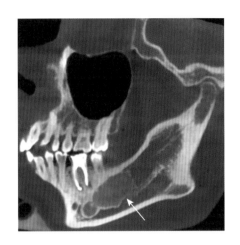

图 5-27　骨化纤维瘤的 CBCT 图

矢状位示左下颌骨体部骨质密度稍减低，边界尚清晰。

（潘　笑　邓润智）

第六章
牙发育异常

6

第一节　牙体形态异常

▎▶ 一、畸形中央尖

畸形中央尖（abnormal central cusp）是发生在殆面中央窝处的额外的锥形牙尖，常为对称性发生。多见于上、下颌前磨牙，磨牙偶尔可见。中央尖由牙釉质、牙本质组成，半数中央尖有髓角伸入。由于中央尖细而小，一旦磨损或折断，可导致牙髓和根尖感染。感染发生越早，根尖就越不容易形成。

（一）畸形中央尖的 CBCT 表现

新萌出的牙，牙尖无磨损，CBCT 图像上可显示殆面中央窝处有一突出的小牙尖（图 6-1）。投照时如与舌尖重叠则表现为舌尖粗大。如中央尖未穿破，牙髓没有感染，则根尖可正常形成。

多数患者的中央尖发生磨损，此时看不到畸形牙尖；中央尖折断可导致牙髓暴露并影响牙根发育，造成根尖慢性感染及根尖发育障碍（图 6-2）。CBCT 图像上表现为牙根短、根尖孔未形成，呈喇叭口样，根尖周低密度影像。

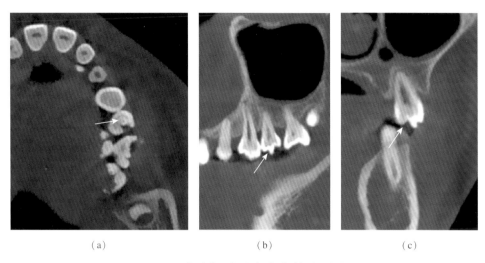

（a）　　　　　　　　　（b）　　　　　　　　　（c）

图 6-1　未磨损畸形中央尖的 CBCT 图

（a）轴位；（b）矢状位；（c）冠状位示左上颌第二前磨牙(25)中央窝处有一突出的圆锥形牙尖，根尖发育完全。

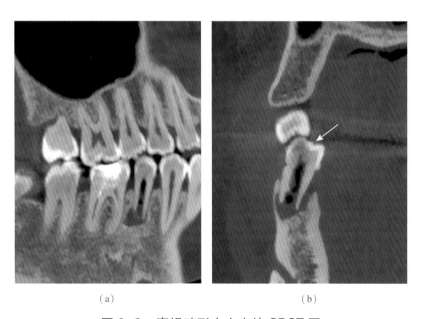

（a）　　　　　　　　　　　　　（b）

图 6-2　磨损畸形中央尖的 CBCT 图

（a）矢状位重建；（b）冠状位重建。右下颌第二前磨牙(45)殆面可见少许畸形凸起，右下颌第二前磨牙(45)根管粗大，根尖口未形成，呈喇叭口状，根尖周可见低密度骨质吸收影。

（二）典型病例

病例 1

患者女，32 岁，因右下后牙咬合不适数日就诊于牙体牙髓病科。口内检查示右下颌第二前磨牙（45）𬌗面畸形牙尖折断，45 叩痛（+），无松动，牙龈红肿，冷诊无反应，右下颌第一前磨牙（44）𬌗面见畸形中央尖。摄根尖片示 45 根尖周大面积阴影，根尖孔敞开。欲行 45 根管治疗及根尖手术，遂摄 CBCT 进一步检查（图 6-3）。

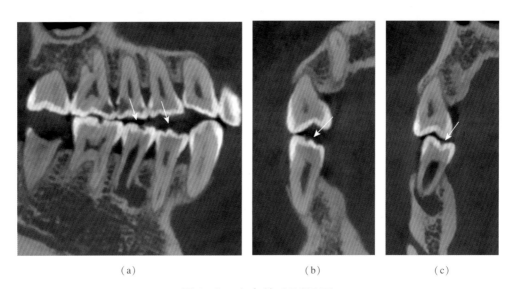

(a)   (b)   (c)

图 6-3　患者的 CBCT 图

（a）矢状位；（b）冠状位（44）；（c）冠状位（45）示 44 𬌗面小尖状突起；45 𬌗面中央尖已折断，45 根管腔粗大，根尖孔呈喇叭口状敞开，根尖周可见低密度骨质吸收影，为慢性根尖周炎表现。

病例 2

患者女，35 岁，因左下后牙牙龈反复溢脓 2 个月就诊于牙体牙髓病科。口内检查示左下颌第二前磨牙（35）𬌗面畸形中央尖部分磨耗，35 叩痛（±），松动Ⅰ度，牙龈红肿，34、35 颊侧牙龈探及瘘管，有脓液溢出。根尖片示 35 牙根短小，为进一步评估 35 的情况拍摄 CBCT（图 6-4）。

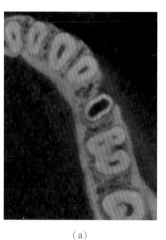 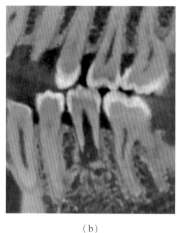 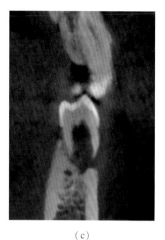

(a) (b) (c)

图 6-4 患者的 CBCT 图

(a) 轴位；(b) 矢状位；(c) 冠状位。35 牙冠中央锥形尖状突起，根管腔粗大，牙根短小，根尖孔呈喇叭口状，根管壁菲薄，颊侧骨皮质缺如。

------ 病例 3 ------

患者男，5 岁，因左下颌骨膨隆伴不适 1 月余就诊于口腔颌面外科。口内检查示全口乳牙列，左下后牙区膨隆，摄 CBCT 发现左下颌第一乳磨牙（75）根尖周骨质吸收，左下颌第二前磨牙（35）恒牙胚缺失，左下颌第一前磨牙（34）及右下颌前磨牙（44、45）恒牙胚殆面均可见畸形牙尖（图 6-5）。

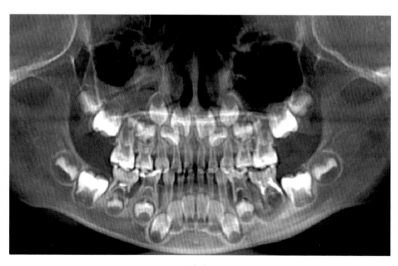

(a)

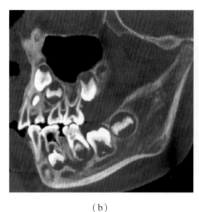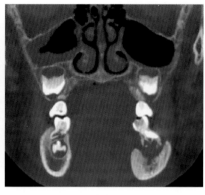

（b）   （c）

图6-5 患者的CBCT图

（a）曲面重建；（b）矢状位；（c）冠状位。35恒牙胚缺失，75根尖周低密度影，34、44、45恒牙胚𬌗面中央可见锥形尖状突起，牙根均未形成。

（三）拓展性问题

问题 1 畸形中央尖有哪些诊断要点？

答：①通常有特定的好发牙位（第一或第二前磨牙），常呈对称性分布；②未磨损时呈现颊舌尖之间突出的特殊牙尖形态；③当中央尖磨穿后，此时看不到畸形牙尖，但可依据病变牙根较同名牙短、根尖孔未闭合呈喇叭口样，伴有慢性根尖周感染来作出诊断。

问题 2 如何看待 CBCT 检查在畸形中央尖诊断中的价值？

答：由于CBCT辐射量较根尖片大，由畸形中央尖导致的牙髓炎、根尖周炎常规情况下并不需要拍摄CBCT。临床中大部分畸形中央尖患者无明显特殊自觉症状，可因其他口腔疾病诊疗需要如正畸治疗需要拍摄CBCT发现畸形中央尖。CBCT可提供畸形牙尖、牙根及根尖周情况的三维显示；但对于较小的畸形牙尖CBCT仍存在漏诊可能，这就要求临床医生结合临床检查与影像学辅助检查对病变进行认真辨别，以便提供相应的诊疗。

问题 3 CBCT 检查对畸形中央尖患者有意义吗？

答：前磨牙尚未完全萌出的儿童，如果因为其他原因（如多生牙等）拍摄了 CBCT，通过 CBCT 可以明确给出畸形中央尖的诊断，并且评估中央尖处是否有牙髓进入，从而可以在牙萌出后早干预、早治疗。对于畸形中央尖导致根尖周炎后未及时治疗、炎症范围较大的患者，如果需要行根尖屏障术，CBCT 检查也可以提供精确的牙根长度、根尖孔发育情况、根尖周炎症范围等。但是在临床上一定要根据需要合理选择 CBCT 检查。

二、牙内陷

牙内陷（dens invaginatus）是常见的发育畸形，为牙发育时期成釉器过度卷叠或局部过度增殖，深入牙乳头中所致。牙内陷多见于上颌侧切牙。多数表现为体积增大的圆锥形牙，少数可呈较小的锥形牙。根据牙内陷的深浅程度及形态变异，可分为畸形舌侧窝（invaginated lingual fossa）、畸形舌侧尖（talon cusp）、牙中牙（dens in dente）和畸形根面沟（palatal radicular groove）。通过对牙内陷患牙的 CBCT 检查，可以准确地了解牙内陷的深度。

（一）牙内陷的 CBCT 表现

畸形舌侧尖表现为舌隆突突出隆起，CBCT 显示为与牙冠重叠的密度增高的小牙尖（图 6-6）。

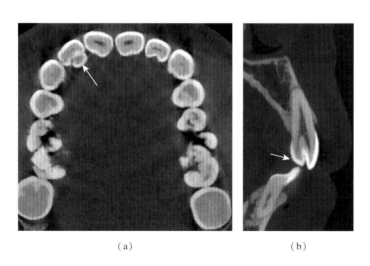

（a） （b）

图 6-6 畸形舌侧尖 CBCT 图

（a）轴位；（b）矢状位。右上颌侧切牙（12）可见畸形舌侧尖。

如果舌隆突异常突起，同时在舌侧窝出现一透射的纵形裂沟，可将舌隆突一分为二，甚至可达根尖，为畸形舌侧窝（图6-7）。

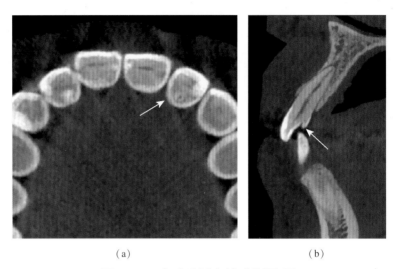

(a)　　　　　　　　　　　　(b)

图6-7　畸形舌侧窝的CBCT图

(a) 轴位；(b) 矢状位。左上侧切牙(22)舌面可见内陷影。

当舌侧窝向髓室陷入过深，由于釉质密度较高，在牙中央形成一类似小牙的结构与患牙重叠，故称为"牙中牙"（图6-8）。牙内陷常可伴有根尖周病变，表现为根尖区低密度病变。

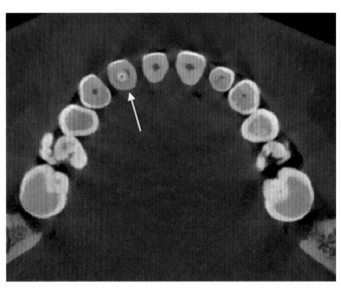

(a)

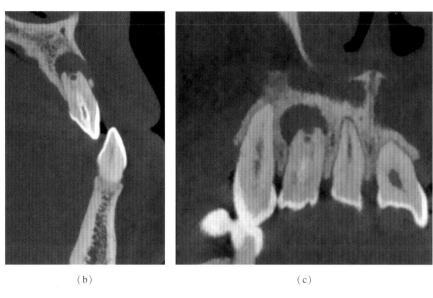

（b）　　　　　　　　　　　　　　　（c）

图 6-8　牙中牙的 CBCT 图

（a）轴位；（b）矢状位；（c）冠状位。右上颌侧切牙（12）内见小牙影，根尖凹陷性吸收，根周骨质大面积低密度影。

畸形根面沟为一条纵形裂沟，由舌侧窝越过舌隆突并向根方延伸（图 6-9），长短深浅不一，严重者可达根尖部，甚至将牙根一分为二，形成两个牙根。

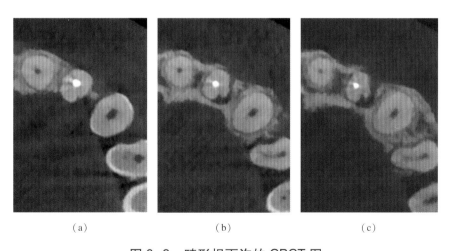

（a）　　　　　　　　　　（b）　　　　　　　　　　（c）

图 6-9　畸形根面沟的 CBCT 图

（a）~（c）轴位的不同层面，示左上颌侧切牙（22）腭侧牙颈部至根中区有一沟状延伸，伴牙槽骨吸收。

（二）典型病例

病例 1

患者男，27岁，因左上前牙疼痛不适3月余就诊于牙体牙髓病科，口内检查示左上颌中切牙(21)近中腭侧可见一沟状凹陷，左上颌侧切牙(22)腭侧可见一隆起牙尖，21、22叩痛(+)，未见明显松动，牙龈轻度红肿，冷热诊无反应(图6-10)。

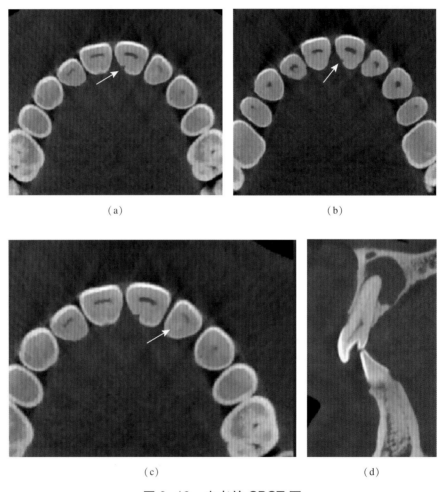

（a）　　　　　　　　　　　　　　　　　　（b）

（c）　　　　　　　　　　　　　　　　　　（d）

图 6-10　患者的 CBCT 图

（a）（b）21冠部及根中轴位，21近中腭侧凹陷示畸形根面沟；（c）22轴位；（d）22矢状位，22舌侧窝一小尖影，示22畸形舌侧尖。

...... 病例 2 ......

患者男，24 岁，因左上前牙牙龈反复溢脓发炎 1 个月就诊于牙体牙髓病科。口内检查示 22 较其固有形态大，呈圆锥形，叩痛（±），松动Ⅰ度，牙龈红肿，21、21 间探及瘘管并有脓液溢出（图 6-11）。

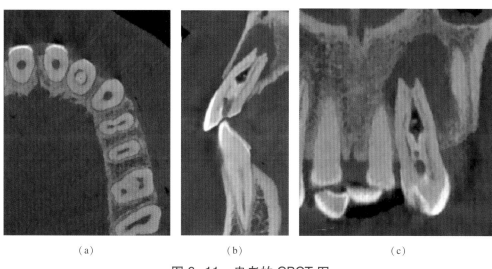

（a）　　　　　　　　　　（b）　　　　　　　　　　（c）

图 6-11　患者的 CBCT 图

（a）轴位；（b）矢状位；（c）冠状位。22 牙内见小牙影，示 22 牙中牙，根尖周可见较大范围低密度骨质吸收影。

（三）拓展性问题

问题　牙内陷的临床治疗方案是什么？

答：牙内陷解剖形态复杂，内陷部位容易滞留细菌，发生龋坏从而感染牙髓，长期的慢性炎症将导致根尖周组织病变。牙内陷治疗方案的选择基于下列原则：①对于无龋、无牙髓病及根尖周病的牙内陷，以预防性充填为主，定期复查；②对于发生龋坏的牙内陷行常规充填；③对于发生牙髓病、根尖周病的牙内陷，治疗原则是保存具有生理功能的活髓和保存患牙。通过 CBCT 可再现牙内陷患牙复杂的形态，准确评估窝沟的深度和长度，有助于治疗方案的制订。

三、融合牙

融合牙（fused tooth）常由两个正常牙胚融合而成，可出现牙冠融合、牙根融合和冠根融合，临床检查易发现牙冠部的融合，而根部的融合则需要影像学检查才能发现。

（一）融合牙的 CBCT 表现

根据牙融合的程度可分为完全性和不完全性。完全性融合发生在两颗牙钙化完成之前，表现为牙冠和牙根融合形成一个巨大畸形根。不完全性融合则指牙冠或牙根发生融合，仅牙冠融合可以表现为两个根管，牙根融合则表现为合二为一的粗大根管。

（二）典型病例

病例 1

患者男，20 岁，因左上前牙肿胀疼痛不适 3 周于牙体牙髓病科就诊。口内检查示左上颌侧切牙（22）为融合牙，叩痛（±），无松动（图 6-12）。

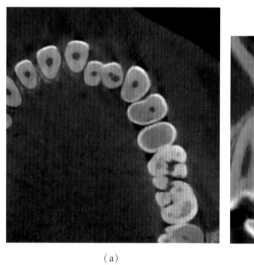
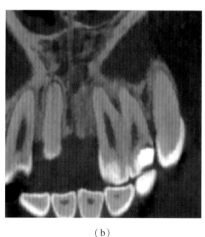

（a）   （b）

图 6-12　患者的 CBCT 图

（a）轴位；（b）冠状位示 22 为融合牙，体积较大，22 冠及部分牙根融合，髓腔及根管未融合。

病例 2

患者，女性，12 岁，因摄片发现上颌埋伏牙 1 周就诊于口腔颌面外科。口内检查示双侧上颌乳尖牙（53、63）滞留，双侧上颌尖牙（13、23）口内未见，双侧下颌侧切牙、尖牙（32、33，以及 42、43）牙冠部融合（图 6-13）。

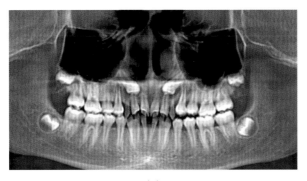

（a）

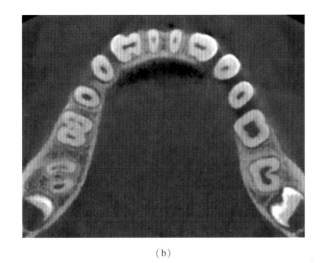

（b）

图 6-13　患者的 CBCT 图

（a）曲面重建；（b）轴位示 32、33、42、43 分别为融合牙、髓腔及根管完全融合。

四、牙根异常

牙根异常是牙在发育期间受到某种因素影响而造成牙根数目异常和形态异常。

（一）牙根异常的 CBCT 表现

牙根异常在临床检查时难以发现，必须通过 X 线检查才能确定。牙根异常多见于恒磨牙，尤其第三磨牙变异较大，有时为 1 根融合根，有时为 2 根或 3 根，甚至 4 根，根的长度和弯曲度可各不相同。牙根数目和形态的确定对于根管治疗和拔牙术都有密切关系。牙根形态异常可发生于任何牙，尤其是牙发育异常者，多表现为牙根短小；当存在牙根形态异常时，由于组织重叠二维 X

线片通常不能清楚地显示，此时通过 CBCT 可以了解牙根形态的改变，有利于确定治疗方案。

（二）典型病例

病例 1

患者男，41 岁，1 周前因左上后牙疼痛就诊于牙体牙髓病科行根管治疗初诊，现来复诊。临床检查示左上颌第二磨牙（27）冠部暂封存，叩痛（+），无松动，牙龈及邻牙未见明显异常，根管内未见明显渗出。根尖片显示牙根弯曲。为进一步评估牙根弯曲的程度行 CBCT 检查（图 6-14）。

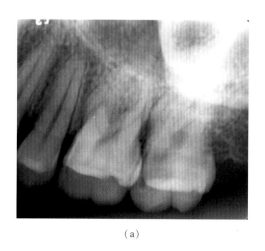

（a）

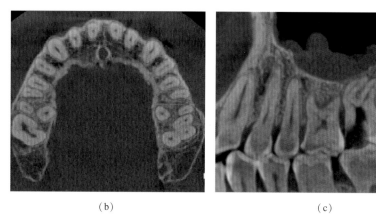

（b）　　　　　　　　　（c）

图 6-14　患者的影像图

（a）根尖片示 27 牙根弯曲；（b）CBCT 轴位；（c）CBCT 矢状位示 27 髓腔呈预备状，尚未根充，近、远颊根不同程度弯曲，远颊根呈 S 形弯曲。

...... 病例 2 ......

患者女，11岁，因发现上前牙不替换数年就诊于儿童口腔科，有上颌前牙反复发炎史，口内检查示全口混合牙列，双侧上颌中切牙（11、21）未见，间隙不足。曲面体层片显示 11、21 埋伏阻生，牙根显示不清，遂摄 CBCT 行进一步检查（图 6-15）。

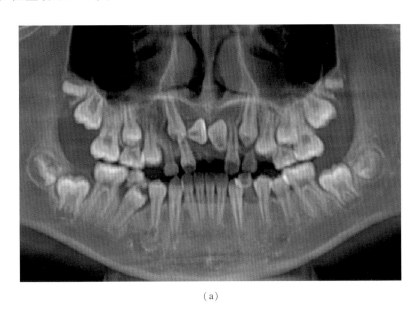

（a）

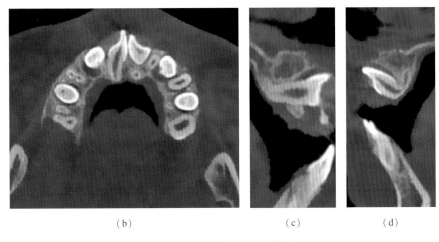

（b）　　　　　　　　（c）　　　　（d）

图 6-15　患者的 CBCT 图

（a）曲面重建；（b）轴位；（c）（d）矢状位（双侧上颌中切牙）示 11、21 唇腭向埋伏阻生，11 根尖向上弯曲成角，21 根部向上弯曲、冠根成角。

患者女，52岁，因右下后牙肿痛6月余就诊于牙体牙髓病科，10年前曾行根管治疗及冠修复。口内检查示右下颌第一磨牙（46）冠部修复体，叩痛（±），松动Ⅰ度，牙龈轻度红肿，颊侧探及瘘管（图6-16）。

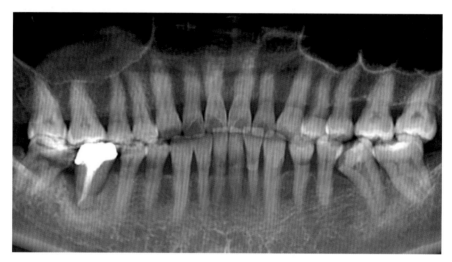

（a）

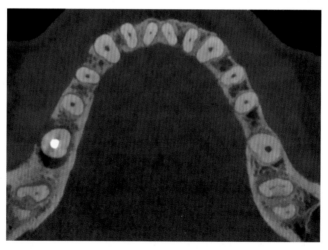

（b）

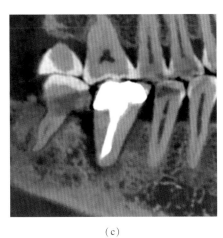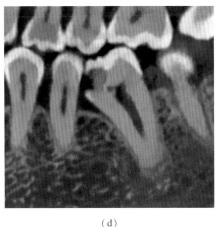

(c) (d)

图 6-16 患者的 CBCT 图

(a)曲面重建;(b)轴位(下颌牙列);(c)(d)矢状位(双侧下颌第一磨牙)。36、46 均为单牙根。

(三)拓展性问题

(问题)CBCT 诊断牙根异常的临床意义?

答:影像学检查是诊断牙根异常的主要方法。普通二维 X 线片由于投照时存在重叠变形,显示信息有限;而 CBCT 三维多平面显示,可以明确诊断牙根数目异常和牙根形态异常(如牙根弯曲、融合根、额外牙根等),对于根管治疗和拔牙术都能起到很好的指导作用。牙根形态异常往往伴发根管解剖结构的异常,通过 CBCT 可以了解牙根和根管系统的三维形态,对根管治疗有较好的指导作用。

五、牛牙症

牛牙症(taurodontism)以牙髓腔变大、根分叉向根方移位、牙根短小为典型特征,可以单独发生,也可以伴随其他牙齿发育异常。乳牙和恒牙均可发生,临床发病率为 0.57%~4.37%。

(一)牛牙症的 CBCT 表现

牛牙症通常由影像学检查时才能发现,其 CBCT 表现为牙髓腔宽大,髓室延长呈长方形,根分叉移向根尖方向,无明显颈部狭窄,牙根短小等。

牙体牙髓病CBCT影像图谱及典型病例分析

（二）典型病例

病例

患者女，13岁，因牙列不齐多年就诊于口腔正畸科（图6-17）。

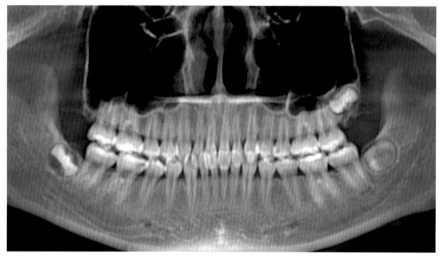

（a）

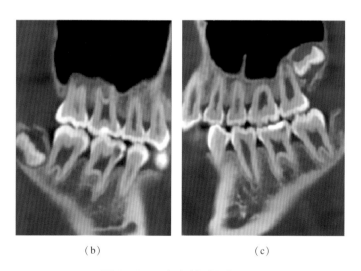

（b）　　　　　　　　（c）

图 6-17　患者的 CBCT 图

（a）曲面重建；（b）（c）矢状位（双侧下颌第二磨牙）。47、37 髓腔延长，根分叉移向根尖方向，无明显颈部缩窄，牙根短小。

（胡燕妮　林梓桐）

第二节　牙齿结构异常

牙齿结构异常(abnormality of tooth structure)通常是指在牙齿基质形成或钙化时，因受到不良因素影响而导致的牙齿发育异常，并在牙体组织上留下永久性缺陷或痕迹。牙齿结构异常影响范围常波及整个牙列，而非个别牙。

一、釉质发育不全

釉质发育不全(enamel hypoplasia)是指在牙发育期间，由于全身或局部的原因使牙釉质发育受到障碍而造成牙釉质基质不能形成或已形成的基质不能及时矿化，致使形成永久性牙釉质缺损。临床表现为牙齿变色和牙釉质缺损：牙齿为白垩色或黄褐色，表面可有带状或窝状凹陷，质地软硬不一。釉质发育不全在乳牙、恒牙列均可发生，但恒牙列较为严重。

（一）釉质发育不全的 CBCT 表现

患牙比正常牙的牙釉质薄，CBCT 显示牙冠釉质密度减低，牙冠磨耗变短小，与邻牙接触点消失；严重者可显示牙釉质大部分缺损，密度不均匀，失去正常牙冠形态。

（二）典型病例

病例 1

患者男，20 岁，因上前牙缺损影响美观多年就诊于口腔修复科。临床检查示双侧上颌尖牙、切牙(11、12、13、21、22、23)唇腭侧釉质缺损，探诊敏感，未探及明显露髓孔，叩痛(-)，无松动，牙龈轻度红肿(图 6-18)。

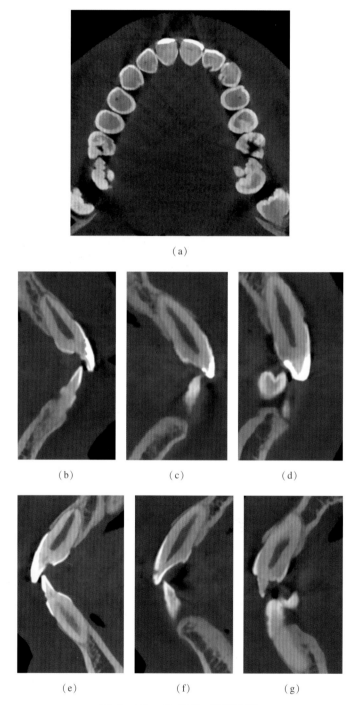

图 6-18 患者的 CBCT 图

　（a）轴位；（b）~（g）矢状位（分别为 11、12、13、21、22、23）示 13~23 釉质层菲薄并可见不同程度釉质缺损，11~13 牙冠可见高密度充填材料。

------ 病例 2 ------

　　患者男，14 岁，因左下颌多颗后牙缺失 3 年就诊于口腔正畸科。临床检查示口内恒牙列，上颌 17~27，下颌 37~47，口内未见 34~36，同时可见左下颌乳中切牙、侧切牙、尖牙(71、32、33)牙冠部呈黄褐色并伴有不同程度釉质缺损(图 6-19)。

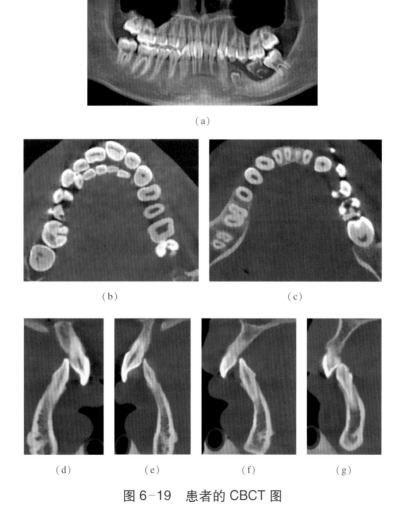

(a)

(b)　　　　　　　　　　　　(c)

(d)　　　　　(e)　　　　　(f)　　　　　(g)

图 6-19　患者的 CBCT 图

　　(a) 曲面重建；(b)(c) 轴位，示 71、32、33 冠部牙釉质相对较薄；(d) 重建的 41 矢状位图，示 41 牙冠唇舌侧釉质厚度正常；(e)(f)(g) 分别为 71、32、33 的矢状位图，示 71 唇腭侧牙釉质均较薄，32、33 牙釉质较薄，33 舌侧釉质部分缺损。

（三）拓展性问题

问题1 CBCT 是诊断牙齿结构异常的常规检查手段吗？

答：牙齿结构异常可表现为牙冠色泽和形态的变化，且通常不止发生在单颗牙，可发生在多颗牙甚至全口牙，通过临床视诊即可诊断。根尖片显示牙位有限且存在组织重叠，可能造成漏诊情况。而曲面体层片虽可显现口内全牙列情况，但无法对患牙进行多方位观察。CBCT 可对牙列进行三维重建，精准判断釉质缺损程度、牙齿发育情况，可作为临床诊断牙齿结构异常的补充手段。

▮▶ 二、牙本质发育不全

牙本质发育不全（dentinogenesis imperfecta）是一种因中胚层缺陷导致牙本质发育异常的染色体显性遗传疾病。其牙齿变化主要在牙本质，而牙釉质基本正常。临床表现为一种特殊半透明或乳光的色彩，故又称为"遗传性乳光牙本质"。釉质易剥脱，继而牙本质暴露，易磨损，牙冠变短。牙本质发育异常可累及乳恒牙。

（一）牙本质发育不全的 CBCT 表现

患牙牙冠严重磨损，变短小，邻牙间隙增大；牙本质在髓腔侧的异常形成，致使髓室和根管部分或全部闭锁，牙根短而尖细（图 6-20）。

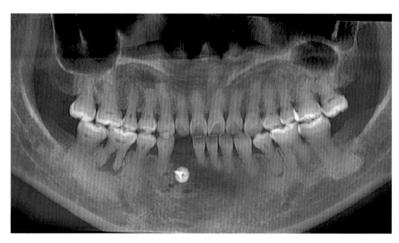

（a）

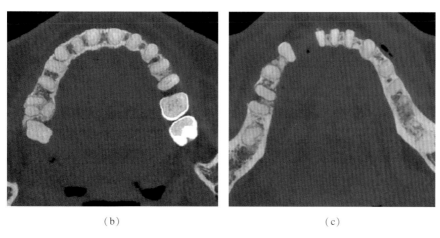

（b）　　　　　　　　　　　　（c）

图 6-20　牙本质发育不全的 CBCT 图

（a）曲面重建，全口多数牙牙冠不同程度磨耗，变短小，上下颌牙列髓腔不同程度闭锁，牙根短；（b）（c）分别为上下牙列 CBCT 轴位图，可见上下颌多数牙根管影像消失。

（二）典型病例

······ 病例 ······

患者女，31岁，因下前牙变色数月就诊于牙体牙髓病科。口内检查示全口牙磨耗严重，右下颌侧切牙（42）牙冠变色，叩痛（-），松动Ⅰ度，牙龈红肿，摄根尖片示 42 根管闭锁，钙化严重，遂摄 CBCT 行进一步诊断（图6-21）。

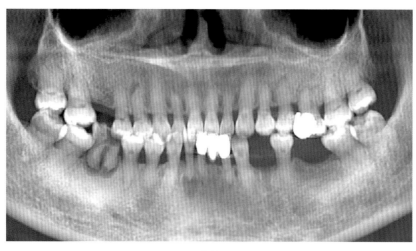

（a）

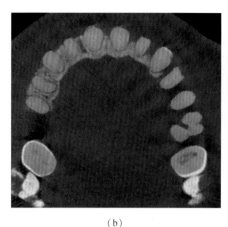 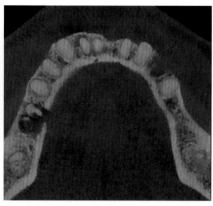

（b） （c）

图 6-21　患者的 CBCT 图

（a）曲面重建，示全口多数牙根管纤细欠通畅，42 根尖周炎；（b）（c）分别为上下颌轴位图，示上下颌多颗牙根管模糊不清。

（三）拓展性问题

问题　如何鉴别釉质发育不全和牙本质发育不全？

答：釉质发育不全的影像学特征表现为患牙比正常牙的釉质薄，牙冠部密度减低，严重者可显示釉质大部分缺损，密度不均匀，失去正常牙冠形态；牙根、牙周膜间隙、骨硬板、髓室等无异常改变。而牙本质发育不全的影像学特征表现除了冠部磨耗严重之外，还有牙本质在髓腔侧的异常形成，致使髓室和根管部分或全部闭塞，髓腔显示不清，牙根短而尖细。髓腔和牙根的改变为牙本质发育不全的特点，也是与牙釉质发育不全的区别点。

（胡燕妮　林梓桐）

▶ 第三节　阻生牙

阻生牙（impacted tooth）是指萌出位置不够或周围存在阻力等各种原因导致的只能部分萌出或完全不能萌出，且以后也不会自行萌出的牙。阻生牙最常见于第三磨牙、上颌尖牙、下颌第二前磨牙等。阻生牙可引起冠周炎、颌骨骨髓炎、间隙感染、颌骨囊肿等，还可造成邻牙龋坏、外吸收等。

CBCT可从多角度、多平面展现阻生牙的三维形态，有助于临床医生判断阻生牙在颌骨中的具体位置、阻生类型及与邻近解剖结构的毗邻关系等，对风险评估、手术路径及治疗方案的确定有重要的临床意义。

一、阻生牙的 CBCT 表现

1. 阻生牙的位置

阻生牙根据其阻生方向可分为垂直阻生、水平阻生、倒置阻生（图6-22）、近/远中阻生（图6-23）、颊/舌向阻生（图6-24）（Winter 分类）。

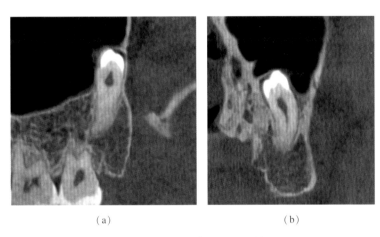

（a）   （b）

图 6-22　左上颌第三磨牙（28）的 CBCT 图

（a）矢状位；（b）冠状位示低位倒置阻生。

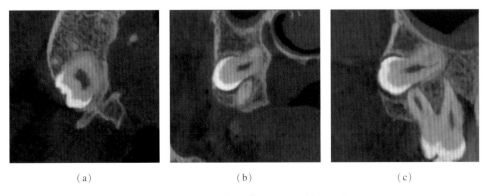

（a）   （b）   （c）

图 6-23　右上颌第三磨牙（18）的 CBCT 图

（a）轴位；（b）冠状位；（c）矢状位示远中颊向阻生。

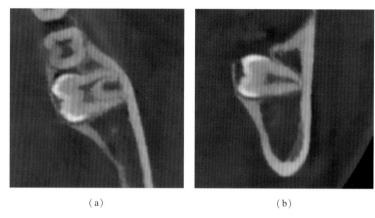

(a)   (b)

图6-24　左下颌第三磨牙(38)的 CBCT 图

(a)轴位；(b)冠状位示舌向阻生。

2. 牙根异常

牙根异常包括牙根数目不同、形态各异(弯曲、粗壮、根分叉大)、根周骨质粘连等(图 6-25、图 6-26)。

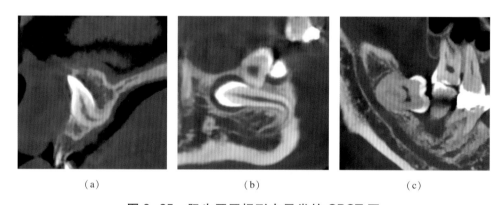

(a)   (b)   (c)

图6-25　阻生牙牙根形态异常的 CBCT 图

(a)矢状位示左上颌中切牙(21)唇向倒置阻生，牙根弯曲成角；(b)冠状位示左下颌尖牙(33)水平埋伏阻生，冠周间隙稍显增宽，牙根弯曲；(c)矢状位示右下颌第三磨牙(48)水平阻生，牙根融合粗壮，牙周膜间隙欠清。

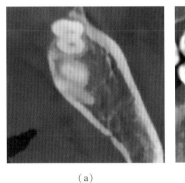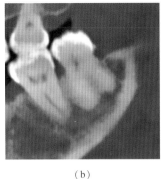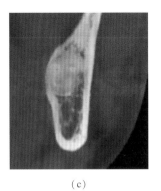

（a）　　　　　　　　　　（b）　　　　　　　　　　（c）

图 6-26　左下颌第三磨牙（38）的 CBCT 图

（a）轴位；（b）矢状位；（c）冠状位示牙根根周膜间隙模糊不清，与周围骨质粘连。

3. 毗邻关系

CBCT 不仅可以三维显示其在颌骨内的位置，还可以同时观察与邻牙、鼻腭管、鼻底、上颌窦及下颌神经管等的关系，帮助临床医生确定合理的手术入路和方法（图 6-27~图 6-32）。

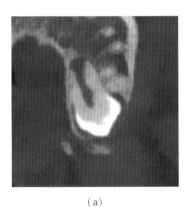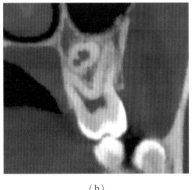

（a）　　　　　　　　　　　　　　（b）

图 6-27　左上颌第三磨牙（28）的 CBCT 图

（a）轴位；（b）冠状位示 28 远中阻生于左上颌第二磨牙（27）根分叉之间，牙根呈单一锥形。

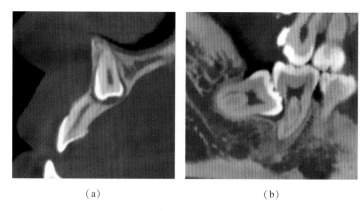

（a）　　　　　　　　　　　　　　　　　　　（b）

图 6-28　阻生牙致邻牙牙根吸收的 CBCT 图

（a）矢状位示左上颌侧切牙（22）垂直阻生致左上颌中切牙（21）根尖吸收；（b）矢状位示右下颌第三磨牙（48）近中阻生致右下颌第二磨牙（47）远中根吸收。

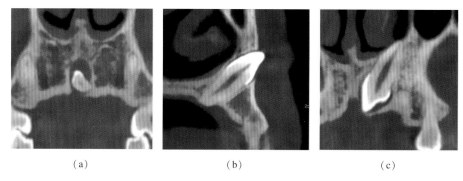

（a）　　　　　　　　　　　（b）　　　　　　　　　　　（c）

图 6-29　上颌前牙区阻生牙的 CBCT 图

（a）冠状位示上前牙区埋伏多生牙与鼻腭管壁接触；（b）矢状位示右上颌中切牙（11）唇向倒置阻生，牙根位于右侧鼻底区；（c）冠状位示左上颌尖牙（23）阻生，牙根与左侧鼻底紧密接触。

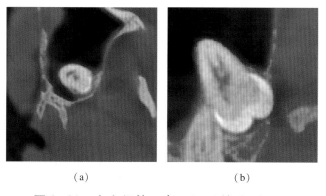

（a）　　　　　　　　　　　　　　　　　　（b）

图 6-30　左上颌第三磨牙（28）的 CBCT 图

（a）轴位；（b）矢状位示 28 低位阻生，牙根突入左上颌窦内。

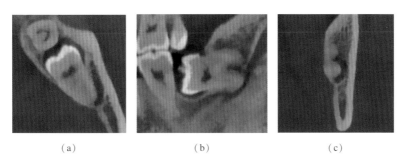

（a）　　　　　　　　（b）　　　　　　　　（c）

图 6-31　左下颌第三磨牙(38)的 CBCT 图

（a）轴位；（b）矢状位；（c）冠状位示水平阻生，牙根位于舌侧，左下颌神经管壁受压推移。

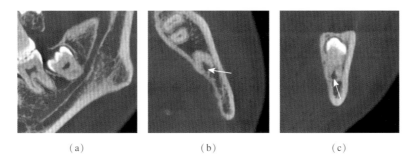

（a）　　　　　　　　（b）　　　　　　　　（c）

图 6-32　左下颌第三磨牙(38)的 CBCT 图

（a）矢状位；（b）轴位；（c）冠状位示低位垂直阻生，颊、舌根骑跨左下颌神经管(箭头)。

　　CBCT 三维影像能够有效弥补二维影像的重叠、变形、失真等不足，有助于临床治疗方案的制订和实施，从而在一定程度上降低发生邻牙损伤、口腔上颌窦瘘、下颌神经血管束损伤等医源性意外的风险(图 6-33~图 6-35)。

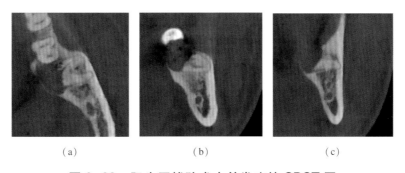

（a）　　　　　　　　（b）　　　　　　　　（c）

图 6-33　阻生牙拔除术中并发症的 CBCT 图

（a）轴位；（b）（c）冠状位示左下颌第三磨牙(38)拔牙术中牙根取出困难，CBCT 图像示舌向阻生，牙冠已分冠取出，牙根残留且分叉较大。

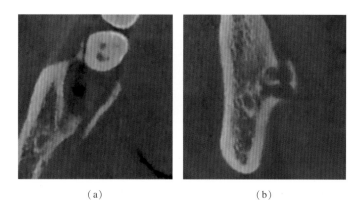

（a）　　　　　　　　　　　　　（b）

图6-34　阻生牙拔除术中并发症的 CBCT 图

（a）轴位；（b）冠状位示右下颌第三磨牙(48)拔牙窝空虚，舌侧骨板折裂移位。

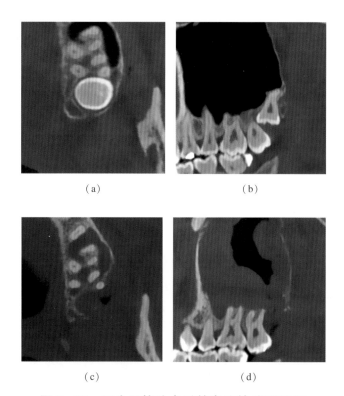

（a）　　　　　　　　　　　　　（b）

（c）　　　　　　　　　　　　　（d）

图6-35　阻生牙拔除术后并发症的 CBCT 图

（a）术前轴位；（b）术前矢状位；（c）术后轴位；（d）术后矢状位示左上颌第三磨牙(28)近中高位阻生，拔牙术后左上颌窦底壁骨质欠连续，上颌窦腔内见软组织密度影，诊断为左上颌窦瘘。

4. 其他

　　阻生牙深龋、冠周炎、根尖周炎等可引起致密性骨炎、间隙感染、颌骨骨髓炎等(图 6-36)。除此之外，埋伏阻生牙位于颌骨内常伴发/诱发如含牙囊肿、萌出囊肿、牙源性角化囊肿等颌骨囊性病变或牙瘤、成釉细胞瘤、牙源性腺样瘤等牙源性肿瘤(图 6-37、图 6-38)。

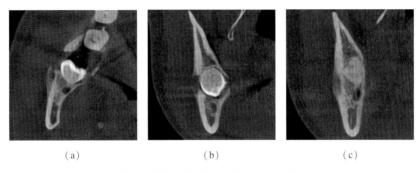

(a)　　　　　　　　(b)　　　　　　　　(c)

图 6-36　阻生牙伴颌骨骨髓炎的 CBCT 图

　　(a) 轴位；(b)(c) 冠状位示右下颌第三磨牙(48)近中阻生，牙冠近中牙槽骨见低密度骨质吸收，颊侧骨皮质欠连续伴层状骨膜反应。

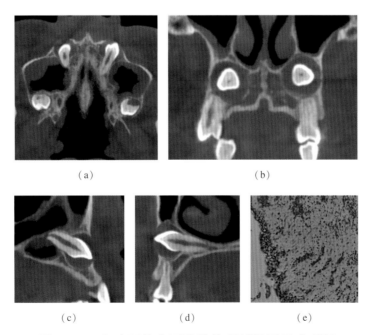

(a)　　　　　　　　(b)

(c)　　　　　(d)　　　　　(e)

图 6-37　阻生牙伴含牙囊肿的 CBCT 图及病理图

　　(a) 轴位；(b) 冠状位；(c)(d) 矢状位示双侧上颌尖牙(13、23)唇向阻生，冠周见类圆形低密度囊腔影包绕并止于釉牙骨质界；(e) 术后常规病理(HE 染色，10×10)，诊断为含牙囊肿。

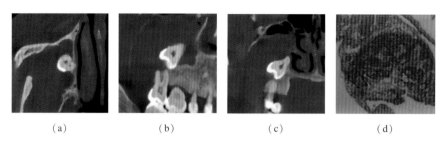

图 6-38　阻生牙伴成釉细胞瘤的 CBCT 图及病理图

（a）轴位；（b）矢状位；（c）冠状位示右上颌窦内见类圆形膨胀性软组织密度影，边界尚清晰，病变内可见右上颌第三磨牙(18)异位埋伏阻生，上颌窦窦腔缩窄；（d）术后常规病理（HE 染色，10×10），诊断为成釉细胞瘤，细胞生长活跃。

二、典型病例

病例 1

患者女，23 岁，要求拔除智齿（图 6-39）。

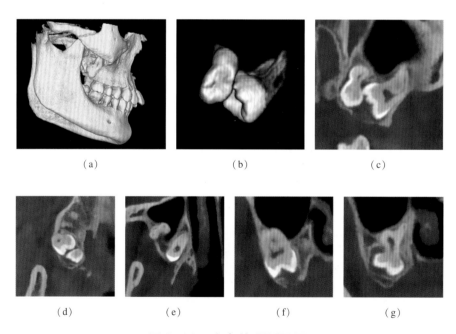

图 6-39　患者的 CBCT 图

（a）（b）表面重建；（c）矢状位；（d）（e）轴位；（f）（g）冠状位示右上颌第二磨牙(17)远中腭向低位阻生，右上颌第三磨牙(18)远中颊向低位阻生，两牙牙根交错，根端均与右上颌窦底壁紧密接触。

病例 2

患者男，10岁，因右上颌乳前牙未替换就诊。口内混合牙列，右上颌乳切牙(51、52)松动Ⅱ度，其根尖区颌骨膨隆，无明显触压痛，未及明显乒乓球样感(图6-40)。

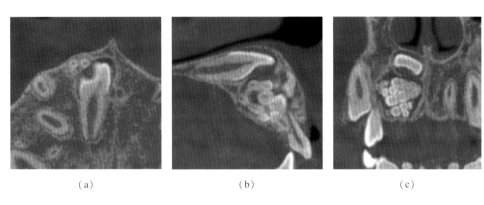

(a)　　　　　　　　　　(b)　　　　　　　　　　(c)

图6-40　患者的 CBCT 图

(a)轴位；(b)矢状位；(c)冠状位示右上颌乳中切牙(51)滞留，右上颌中切牙(11)埋伏阻生伴组合型牙瘤。11埋伏阻生，牙冠朝向唇侧，牙体与右侧鼻底紧密接触，冠方可见团块状高密度影，其内可见数颗小牙样结构排列紊乱。

病例 3

患者男，29岁，要求拔除智齿。口内检查示右下颌第三磨牙(48)未见(图6-41)。

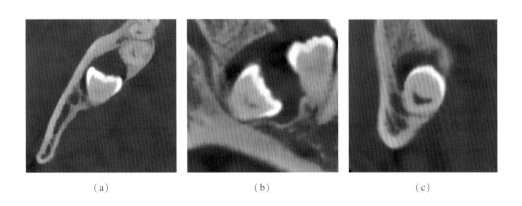

(a)　　　　　　　　　　(b)　　　　　　　　　　(c)

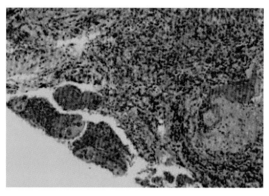

（d）

图 6-41　患者的 CBCT 图及病理图

（a）轴位；（b）矢状位；（c）冠状位示右下颌第三磨牙(48)近中阻生，冠周见类圆形低密度囊腔影包绕并止于釉牙骨质界，根端压迫右下颌神经管；（d）术后常规病理（HE 染色，10×10），诊断为含牙囊肿。

▮▶ 三、拓展性问题

(问题 1)　CBCT 对于错𬌗畸形患者埋伏阻生牙的正畸牵引有哪些诊断意义？

答：CBCT 不仅能够确定有无埋伏阻生牙及可能的局部原因，还可以精确定位阻生牙齿的位置，通过轴位、矢状位、冠状位影像定位埋伏牙倾斜度、埋伏牙到咬合面的距离、与邻牙以及重要解剖结构的毗邻关系等，为手术入径及最佳导萌方向提供影像学指导。例如，以往研究表明，相比于没有阻生尖牙的错𬌗畸形患者而言，当存在阻生尖牙时，上牙槽前动脉距阻生尖牙和颊侧牙槽嵴顶的距离更近，因此在拔除或开窗牵引上颌阻生尖牙时需要注意，以减少出血损伤。

(问题 2)　临床发现患者口内牙齿发育不良，上下颌多发性、对称性乳牙滞留及恒牙迟萌等，需要注意什么？

答：发现上述表现时，往往需要对各类颅颌面畸形综合征引起警惕。例如加德纳综合征（Gardner 综合征）、颅骨锁骨发育不全综合征等。完善 CBCT 检查可以进一步显示埋伏额外牙的位置及数量、颌骨发育情况等细节，追溯既往史、家族史有助于明确诊断。

------ 病例 1 ------

　　患者女，20 岁，因前牙反殆要求正畸治疗。专科检查示头大面小，两眼距离增宽，面中部凹陷。口内检查示下颌前伸、前牙反殆，口内见多数乳牙未脱落，恒牙未萌出（图 6-42）。

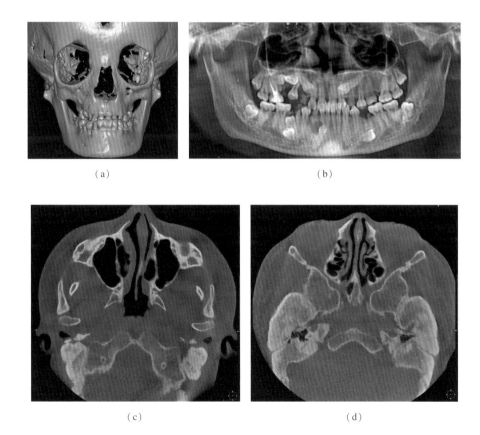

（a）　　　　　　　　　　　　　　　（b）

（c）　　　　　　　　　　　　　　　（d）

图 6-42　颅骨锁骨发育不全综合征患者的 CBCT 图

　　（a）表面重建；（b）曲面重建；（c）（d）轴位：患者颅缝增宽，双侧颧弓欠连续，下颌前伸、前牙反殆，双侧上颌乳尖牙（53、63）滞留，部分尖牙、磨牙阻生。右下颌尖牙（43）冠周腔状低密度影包绕，右侧上下颌第二前磨牙（15、45）远中均可见埋伏多生牙 1 颗。双侧颞骨骨质增生、致密，双侧乳突气化不佳。

　　该患者表现为牙齿发育迟缓、牙列不齐、乳牙滞留、恒牙萌出障碍、颌骨内可见多个埋伏阻生额外牙，以及颅颌面骨质发育异常等，可诊断为颅骨锁骨发育不全综合征。尽管如头颅正位片、胸部正位片及全口牙位曲面体层片等 X 线检查皆可提供诊断依据，但针对多个埋伏阻生额外牙，常规曲面体层片往往难以清晰全面地显示。CT 检查可进一步显示埋伏额外牙的位置及数量、颌骨发育的情况等细节。

---- 病例 2 ----

患者女，33 岁，5 个月前右下颌骨无诱因阵发性胀痛，反复发作。专科检查示颌面部欠对称，右下颌骨压痛(+)，口内混合牙列，上下颌多颗牙缺失，右下颌第一乳磨牙拔牙创见脓性分泌物(图 6-43)。

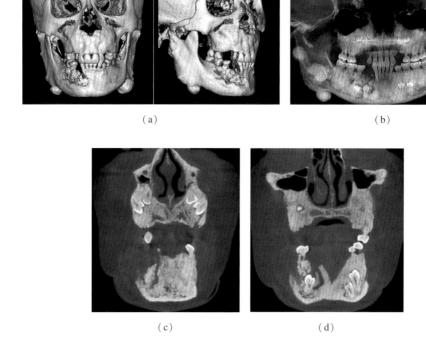

（a）　　　　　　　　　　　　　　（b）

（c）　　　　　　　　（d）

图 6-43　Gardner 综合征患者的 CBCT 图

（a）表面重建；（b）曲面重建；（c）（d）冠状位：患者右下颌第一乳磨牙(84)拔牙窝空虚，周缘可见斑片状钙化、颊侧层状骨膜成骨提示右下颌骨骨髓炎。上下颌骨见大小不等多发散在的不规则高密度结节影，右上颌乳尖牙(53)、左上颌第二乳磨牙(65)、左下颌乳磨牙(74、75)、右下颌第一乳磨牙(85)滞留、双侧上颌尖牙(13、23)、前磨牙(14、15、24、25)、左下颌尖牙(33)、双侧下颌前磨牙(34、35、44、45)埋伏阻生，同时可见散在团块样小牙样影。

该患者表现为上下颌骨散在多发性骨瘤、牙瘤、牙发育异常，结合临床胃肠息肉病史，可诊断为 Gardner 综合征。

（帕克扎提·色依提　邓润智）

第七章
牙外伤

牙外伤是在外力作用下，牙齿受到剧烈创伤后引起的牙体组织、牙髓、牙周组织的创伤，包括牙脱位、牙折。牙外伤可伴有牙槽突骨折。对于牙外伤患者，进行 CBCT 扫描有助于判断是否存在根折，以决定患牙是否保留。另外，由于上颌牙槽骨骨密质薄，骨松质多，骨小梁呈交织状，X 线片显示为颗粒状影像，上颌牙槽骨骨折通过普通 X 线片常难以准确判断，通过 CBCT 不但可以准确判断牙槽骨骨折，还可以通过三维重建直观显示骨折，有助于进一步制订治疗计划。但 CBCT 的密度分辨率欠佳，仅大视野能够显示软组织轮廓，因此对于外伤后怀疑存在软组织内异物或软组织感染的患者，有条件的医院建议进行螺旋 CT 扫描以诊断软组织的情况。

第一节　牙脱位

一、牙脱位的 CBCT 表现

牙受外伤作用而脱离牙槽窝称为牙脱位，由于所受外力的大小和方向不同，牙脱位可表现为部分脱位和完全脱位。

1. 部分脱位

脱出性脱位的牙齿沿牙长轴向切端部分脱出，患牙伸长。影像学检查显示患牙牙周膜间隙增宽，切缘超过正常邻牙切缘。侧向脱位的牙齿偏离长轴向侧向移位，可造成牙周膜撕裂，常伴有牙槽窝骨壁骨折。当患牙侧向脱位时，影像学检查见近远中两侧或唇舌两侧牙周膜间隙不对称(图7-1)。

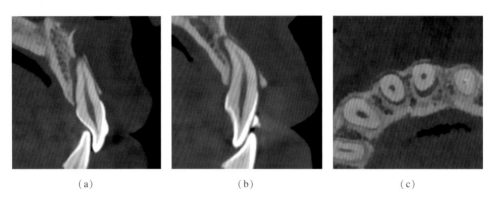

(a)　　　　　　　　(b)　　　　　　　　(c)

图7-1　牙部分脱位的CBCT图

　(a)(b)矢状位示右上颌中切牙(11)、右上颌侧切牙(12)唇向移位，唇侧骨皮质部分分离；(c)轴位示11、12牙槽窝扩大。

2. 全脱位

牙齿完全脱出牙槽窝，临床见牙槽窝内空虚，可伴有牙槽窝骨壁骨折。影像学检查示患牙从牙槽窝内脱出，牙齿缺失(图7-2)。

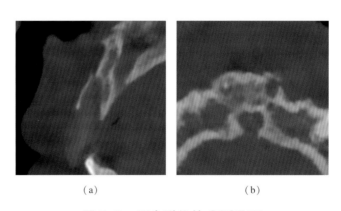

(a)　　　　　　　　(b)

图7-2　牙全脱位的CBCT图

　(a)矢状位示左上颌中切牙(21)缺失，唇侧骨皮质部分分离；(b)轴位示21唇侧骨皮质裂隙影。

3. 嵌入性脱位

牙齿沿其长轴向牙槽骨深部嵌入，可导致牙槽窝骨折或碎裂。临床检查可见临床牙冠变短，CBCT 检查示患牙向根方移位，牙槽窝常扩大（图 7-3）。

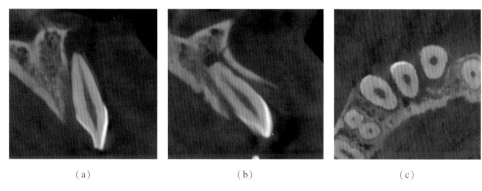

（a） （b） （c）

图 7-3　牙嵌入性脱位的 CBCT 图

（a）（b）矢状位示右上颌中切牙（11）、右上颌侧切牙（12）嵌入性脱位，牙槽窝扩大并伴有牙槽突骨折；（b）轴位示 11、12 牙槽窝扩大。

▌ 二、典型病例

······ 病例 1 ···

患者男性，47 岁，因面部受外力撞击伤 8 日于口腔急诊科就诊。口内检查示双侧上颌中切牙（11、21）、右上颌侧切牙（12）松动Ⅱ度（图 7-4）。

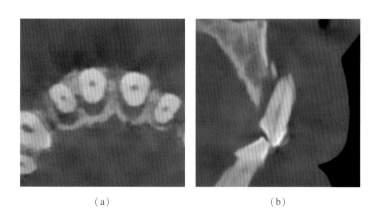

（a） （b）

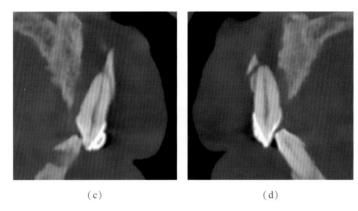

（c）　　　　　　　　　　　（d）

图 7-4　患者的 CBCT 图

　　（a）轴位示右上颌侧切牙(12)至左上颌中切牙(21)不同程度唇侧移位；（b）~（d）矢状位示受累牙牙根唇侧移位，对应唇侧牙槽骨连续性中断。

------ 病例 2 ------

　　患者女，38 岁，因车祸致唇部外伤 9 小时就诊于口腔急诊科。口内检查示右上颌中切牙全脱位(图 7-5)。

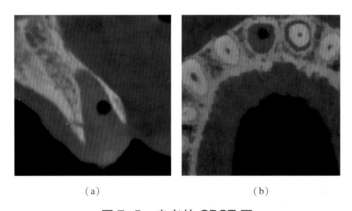

（a）　　　　　　　　　　　（b）

图 7-5　患者的 CBCT 图

　　（a）矢状位示右上颌中切牙(11)牙槽窝空虚，腭侧牙槽骨连续性中断；（b）轴位示 11 牙槽窝空虚。

------ 病例 3 ------

　　患者男性，12 岁，因上前牙外伤 2 周于牙周病科就诊。口内检查示双侧上颌中切牙临床牙冠变短，上前牙区牙龈红肿增生。曲面体层片示：双侧上颌中切牙牙周膜间隙消失。拍摄 CBCT 进一步检查，CBCT 显示双侧上颌中切牙嵌入性脱位伴牙槽突骨折(图 7-6)。

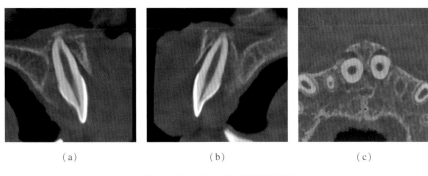

（a）　　　　　　　　　（b）　　　　　　　　　（c）

图7-6　患者的 CBCT 图

　　（a）（b）矢状位分别示双侧上颌中切牙（11、21）根尖上方鼻底区骨质可见裂隙影，11、21 向鼻底方向移位；（c）轴位示 11、21 牙槽窝扩大。

第二节　牙折

一、牙折的 CBCT 表现

　　牙折由直接外力所致，前牙多见。牙折按牙的解剖部位可分为冠折、根折、冠根联合折 3 种类型。按折裂线的方向可分为横折和斜折。牙折线在影像学上表现为不整齐的细线条状密度减低的影像，CBCT 检查可以明确折断的部位及折断的方向。冠折时牙冠的完整性破坏或连续性中断，可表现为牙冠部缺损（图 7-7），也可表现为冠部不规则的线状透射影。根折表现为牙根部线状低密度影（图 7-8），常伴有骨硬板和牙周膜间隙不连续。

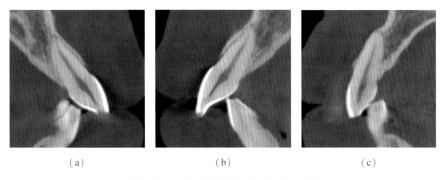

（a）　　　　　　　　　（b）　　　　　　　　　（c）

图7-7　牙冠折裂缺损的 CBCT 图

　　（a）～（c）矢状位示右上颌中切牙（11）、左上颌切牙（21、22）牙冠不同程度折裂缺损。

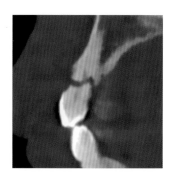

图 7-8　牙根折裂的 CBCT 图

矢状位示左上颌尖牙(23)根上 1/3 区横行线状根折影,且折裂线较宽,断端存在一定程度的移位。

▮▶ 二、典型病例

····· 病例 1 ·····

　　患者男,34 岁,因外伤 2 周导致前牙折断于牙体牙髓病科就诊。口内检查示右上颌中切牙(11)牙冠近中 1/3 折断,未探及明显露髓孔,叩痛(+),松动Ⅰ度,牙龈略红。左上颌中切牙(21)牙冠齐龈折断,部分缺损至龈下,叩痛(+),松动Ⅰ度,牙龈略红。拍摄 CBCT 进一步检查。

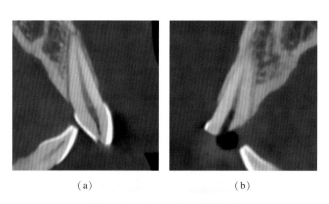

(a)　　　　　　　　　　　　(b)

图 7-9　患者的 CBCT 图

(a)(b) 矢状位示上颌双侧中切牙(11、21)牙冠不同程度折断缺损,21 断面向下累及腭侧牙颈部。

····· 病例 2 ·····

　　患者男,22 岁,因上前牙撞击 1 日于口腔急诊科就诊。口内检查示左上颌中切牙(21)叩痛(+++)，松动Ⅱ度，龈缘稍肿胀，触之易出血。根尖片示21根中1/3区域疑似根折，根周膜增宽，根尖区稍低密度影。拍摄CBCT进一步检查。

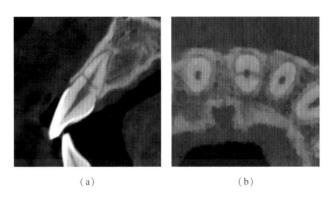

（a）　　　　　　　　　　　　（b）

图7-10　患者的CBCT图

（a）矢状位示左上颌中切牙(21)根中区折裂线影；（b）轴位示21牙根近远中向线状低密度影。

······ 病例3 ···

患者女，22岁，因上前牙外伤1日于牙体牙髓病科就诊。口内检查示右上颌中切牙(11)牙折裂，唇侧见裂纹，松动Ⅰ度。右上颌侧切牙(12)牙折裂，残根状。

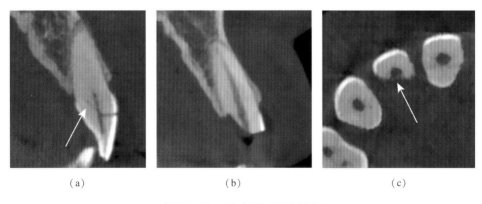

（a）　　　　　　　　　（b）　　　　　　　　　（c）

图7-11　患者的CBCT图

（a）矢状位示右上颌中切牙(11)牙冠斜行线状低密度影，向腭侧下方累及至腭侧牙槽嵴顶水平；（b）矢状位示右上颌侧切牙(12)牙冠折裂缺损，腭侧断端位于牙槽嵴顶高度；（c）轴位示12腭侧缺损（箭头）。

▶▶ 三、拓展性问题

问题1 CBCT 对于诊断冠折累及牙颈部的患者有什么优势?

答：在临床上遇到牙外伤冠折的患者时，通常无法仅通过临床表现准确判断肉眼可见的牙体缺损下方是否仍有折线，且因为折裂线存在不同的方向，通过普通 X 线片判断也容易出现漏诊。而对于冠折患牙，冠折折裂线的位置与牙槽嵴顶的关系通常决定了不同的治疗计划。借助 CBCT 可以准确评估是否存在折裂，以及折裂线发生的方向及部位，如图 7-12，在矢状位上可以观察到折裂线位于牙颈部，龈下牙槽嵴顶高度（图 7-12）。

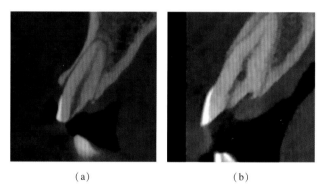

（a）　　　　　　　　　　（b）

图 7-12　冠折患牙的 CBCT 图

（a）左上颌侧切牙（22）牙冠折裂；（b）左上颌中切牙（21）牙冠折裂。（a）（b）均显示腭侧折裂面位于牙颈部，龈下牙槽嵴顶高度。

问题2 对于牙根横折，如何通过 CBCT 图像进行诊断？

答：大部分牙根横折可以在 CBCT 轴位图像上观察到，但有时折裂线细小，仅在少数几张轴位图像上显示，且由于折裂线为水平方向与轴位图像的方向一致，观察时很有可能会被忽略。对于牙横折可进行矢状位重建，在矢状位图像上折裂线常较为明显，如图 7-13 中矢状位图像可见右上颌中切牙（11）根颈 1/3 区水平向裂隙影。因此对于牙根横折，一定不要单纯依据轴位图像进行诊断，而应该根据轴位、矢状位、冠状位图像进行综合诊断。

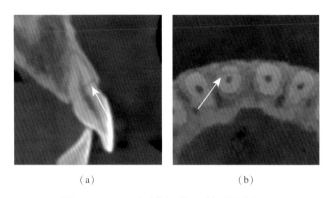

（a）　　　　　　　　　　（b）

图 7-13　牙根横折患牙的 CBCT 图

　　（a）矢状位示右上颌中切牙(11)根上 1/3 区见折裂影；（b）轴位示 11 根上 1/3 部位水平折裂影，折裂
线显示很不清晰。

（罗舒艳　刘　澍）

第八章
隐裂牙

　　隐裂牙(cracked teeth)包括广义及狭义的定义。根据1997年美国牙髓病协会 (American Association of Endodontists, AAE)提出的隐裂牙分类标准,广义隐裂牙分为五类:牙釉质表面裂纹(craze line)、牙尖折裂(fractured cusp)、隐裂牙 (cracked tooth)、纵折牙(split tooth)和垂直性牙根折裂(vertical root fracture, VRF),其中的第三类狭义隐裂牙特指从牙冠𬌗面向根尖方向延伸的折裂线。本章讨论发生在牙齿冠部的牙隐裂,垂直性牙根折裂将在第九章中具体讲述。

　　隐裂牙以第一磨牙好发,其次是第二磨牙和前磨牙,裂纹方向通常为近远中方向。隐裂牙的临床表现复杂多样,不同的临床表现与裂纹深度有关。当裂纹较为表浅时,仅表现为轻微的咬合不适,裂纹进一步扩展可表现为较为明显的咬硬物疼痛,短暂的冷刺激痛;当裂纹累及牙髓导致不可逆性牙髓炎时,可表现为牙髓炎的自发痛;当发生牙髓坏死或根尖脓肿时,则会表现出相关的临床症状。隐裂牙由于裂纹细小,且裂纹常与𬌗面发育沟重叠,在临床上很容易漏诊。凡症状类似牙髓炎、根尖周炎的患牙,但未发现龋坏、缺损等牙体硬组织病时,应考虑隐裂牙的可能。隐裂牙的诊断应注意结合多种辅助诊断方法,包括利用灯光和口镜多角度照射、深色液体(如磺酊、龙胆紫等)浸染;棉卷咬诊、探针加力探诊等。

　　CBCT仅能诊断部分隐裂牙,临床上也并不将CBCT作为诊断隐裂牙的常规检查手段，对于部分隐裂牙 CBCT 可以辅助判断裂纹的走行及深度，是否已累及牙根，以及是否有早期的根尖周炎。

▊ 一、隐裂牙的 CBCT 表现

隐裂牙的裂纹在 CBCT 图像上通常表现为窄如发丝样的线状低密度影，通过连续轴位图像可判断裂纹走行，部分患者还可通过冠状位或矢状位的 CBCT 图像判断裂纹的深度（图 8-1）。

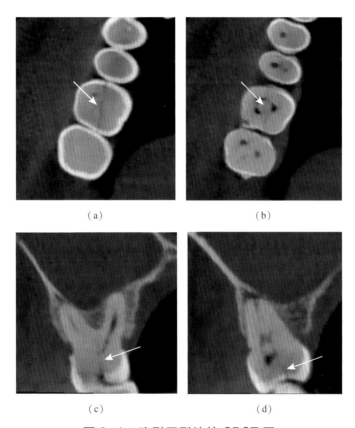

(a)　　　　　　　　　　(b)

(c)　　　　　　　　　　(d)

图 8-1　隐裂牙裂纹的 CBCT 图

（a）（b）轴位；（c）（d）冠状位示右上颌第一磨牙（16）冠部近远中向线状低密度影（箭头），向根方延续，根尖周骨质稍吸收。

裂纹如果仅累及牙釉质、牙本质，牙根可有牙周膜增宽表现；如果累及牙髓，或可出现根尖周骨质吸收；如果裂纹延续至牙根，除了根尖区骨质吸收影，裂纹相应区域牙槽骨一般也可见骨质吸收影（图 8-2、图 8-3）。

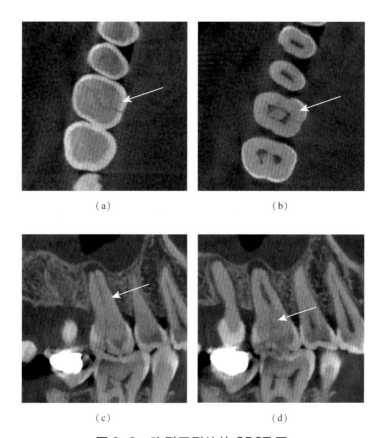

(a)　　　　　　　　(b)

(c)　　　　　　　　(d)

图 8-2　隐裂牙裂纹的 CBCT 图

（a）（b）轴位；（c）（d）矢状位示 16 冠部颊舌向线状低密度影（箭头），裂纹累及髓腔，根尖周骨质吸收，右侧上颌窦底黏膜增厚。

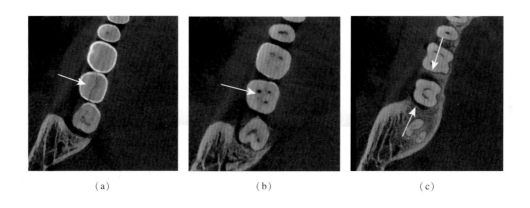

(a)　　　　　　　(b)　　　　　　　(c)

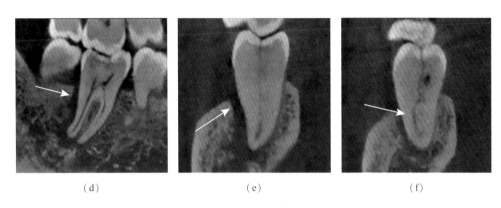

（d）　　　　　　　　（e）　　　　　　　　（f）

图 8-3　隐裂牙裂纹及裂纹对应的骨吸收的 CBCT 图

（a）~（c）轴位；（d）矢状位；（e）（f）冠状位示右下颌第二磨牙（47）冠部近远中向线状低密度影，向下延伸至根中区（a、b、f 图箭头）；裂纹周围近远中及颊侧骨质吸收（c、d、e 图箭头），根尖周骨质吸收。

二、典型病例

病例 1

患者男，50 岁，因右上后牙咬合痛数日就诊，1 年前该牙曾行根管治疗。临床检查示右上颌第二磨牙（17）𬌗面隐约可见隐裂纹，𬌗面可见补物充填，叩痛（±），咬诊（+），无松动。为明确裂纹深度，拍摄 CBCT 进一步检查。CBCT 图像示 17 冠根隐裂（图 8-4）。

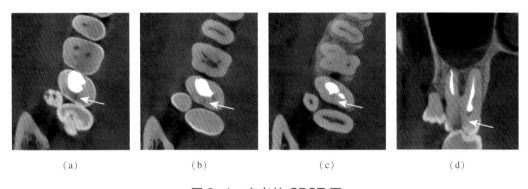

（a）　　　　　　（b）　　　　　　（c）　　　　　　（d）

图 8-4　患者的 CBCT 图

（a）~（c）轴位；（d）冠状位示右上颌第二磨牙（17）冠部近远中向线状低密度影（箭头），裂纹越过远中边缘嵴，冠状位可见裂纹向根方延续至根分叉区，根分叉骨质吸收。

病例2

患者男，35岁，左下后牙咬合痛1年余。临床检查示冠部𬌗面可见一近远中向隐裂纹，叩痛(+)，松动Ⅰ度。患者要求试保留患牙，主治医生遂建议拍摄CBCT评估裂纹深度及根周骨质吸收情况以制订下一步的治疗计划。两次CBCT图像及口内照片见图8-5，第一次CBCT及口内照片示左下颌第二磨牙(37)冠部隐裂，患者未做处理。1年后由于左下后牙反复肿痛遂拍摄第二次CBCT，CBCT影像及拔牙后照片示37冠根折裂。

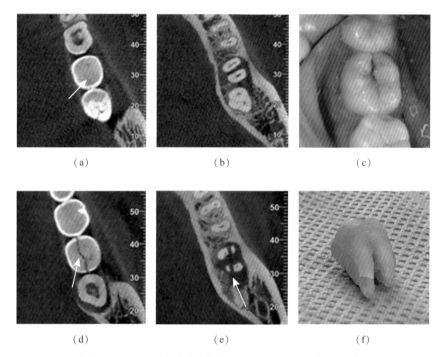

(a)   (b)   (c)

(d)   (e)   (f)

图8-5 患者的CBCT图、口内照、离体牙照片

(a)(b)患者首次就诊时，CBCT检查可见左下颌第二磨牙(37)牙冠𬌗面隐约可见线状低密度影，根周骨质吸收；(c)口内可见患牙𬌗面近远中向走行裂纹；(d)(e)1年后复查CBCT影像示37冠部裂纹增宽，根部裂纹清晰可见；(f)患牙拔除后可见裂纹从冠部延伸至根部，牙齿完全折裂。

病例3

患者男，30岁，因右下后牙咬物疼痛1周就诊。临床检查示右下颌第一磨牙(46)𬌗面可见大面积充填物，颊侧及远中舌侧牙体与修复体交界处可见一疑似裂纹，探针可嵌入，叩痛(+)，无松动。临床初步诊断：46隐裂。为确定裂纹的止点及与髓腔的关系，予以 CBCT 检查（图 8-6）。

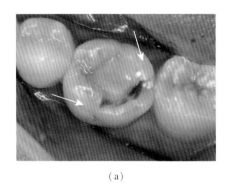

（a）

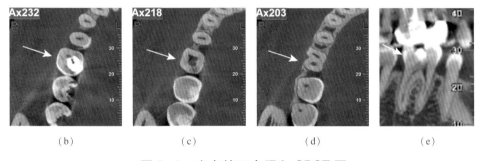

（b） （c） （d） （e）

图 8-6 患者的口内照和 CBCT 图

（a）患者口内照；（b）~（d）轴位；（e）矢状位示右下颌第一磨牙（46）牙冠上可见一自颊侧中央斜行至远中偏舌侧的一斜行裂纹，裂纹在牙颈部终止，46 颊舌侧牙槽骨未见明显骨吸收。

通过 CBCT 检查可明确患者裂纹走行情况，临床遂拔除右下颌第一磨牙（46）远中折裂片并行根管治疗（图 8-7）。

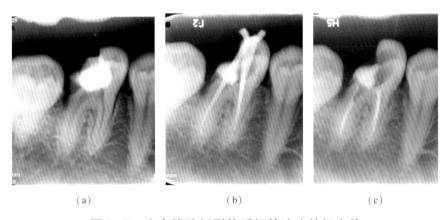

（a） （b） （c）

图 8-7 患者拔除折裂片后根管治疗的根尖片

■▶ 三、拓展性问题

问题 1 在临床诊疗中，如何从临床症状、影像学表现来综合诊断隐裂牙？

答：临床对于隐裂牙的诊断一般会结合患者症状（如咬物痛、冷刺激痛等），并配合辅助检查（如染色法、透照等）来综合诊断。临床上，上颌磨牙的隐裂线常与𬌗面远中舌沟重叠；下颌磨牙和前磨牙的隐裂线常与𬌗面近、远中发育沟重叠，并越过边缘嵴到达邻面，或与𬌗面颊舌沟重叠。

问题 2 隐裂牙的好发牙位有哪些？隐裂纹常见方向有哪些？

答：牙隐裂以第一磨牙好发，其次是第二磨牙和前磨牙，可能与第一磨牙咬合力较大有关。裂纹一般为近远中向走行，并由冠部向根方延伸。观察CBCT图像时应注意连续轴位图像，同时结合冠状位及矢状位图像，对裂纹深度进行确定，避免漏诊或误诊。

问题 3 诊断隐裂牙是否应该拍摄 CBCT？

答：由于隐裂牙裂纹宽度变异较大，很多隐裂牙在 CBCT 图像上并不能看到明显的隐裂纹，或者仅能看到疑似隐裂纹，因此 CBCT 并不作为诊断隐裂牙的常规推荐检查方法。但是，对于部分临床上已检查到明确隐裂纹或者高度疑似隐裂的患牙，可以拍摄 CBCT 辅助诊断，以确定裂纹是否已累及牙根，隐裂牙根周骨质是否存在吸收，从而辅助判断是拔除隐裂牙还是行根管治疗。

（高安天　林梓桐）

第九章

牙根纵裂

牙根纵裂(vertical root fracture，VRF)是发生在牙根部的完全或不完全的纵行裂纹，通常发生于牙根颊侧或(和)舌/(腭)侧，可分为原发型牙根纵裂和继发型牙根纵裂。其病因可能与过大的咬合力或根管治疗中过度预备等因素有关。患牙可表现为牙龈的反复肿胀或瘘口溢脓，临床检查可探及颊舌(腭)侧窄而深的牙周袋。

▐▶ 一、牙根纵裂的 CBCT 表现

牙根纵裂是发生于牙根部的纵行折裂纹，因此折裂纹是其诊断的直接征象。在 CBCT 图像上，折裂纹表现为线状的低密度影(图 9-1)，可穿通髓腔。由于宽度不同，折裂纹可分为移位型折裂纹和非移位型折裂纹(图 9-2)。

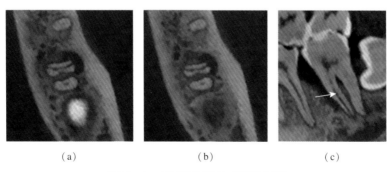

(a)   (b)   (c)

图 9-1　牙根纵裂的 CBCT 图

(a)(b)轴位示左下颌第一磨牙(36)近中根线状低密度影，贯穿髓腔；(c)矢状位示近中根纵行折裂纹，表现为根管影像明显增宽(箭头)。

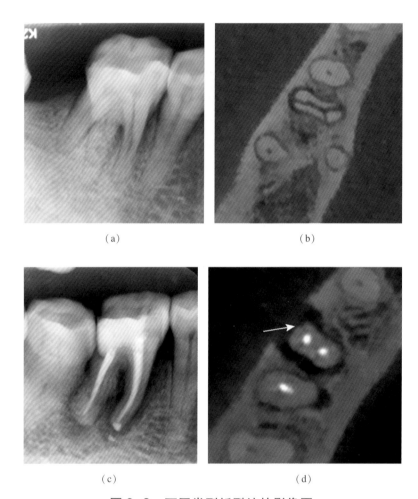

（a）　　　　　　　　　　（b）

（c）　　　　　　　　　　（d）

图 9-2　不同类型折裂纹的影像图

（a）（b）移位型折裂纹，根尖片上可见右下颌第一磨牙(46)近中根管中下段增宽，CBCT 图上可观察到明显折裂线；（c）（d）非移位型折裂纹，根尖片上未观察到折裂线，而 CBCT 图上可观察到细小折裂线（箭头）。

　　由于部分 VRF 患牙并不能通过折裂纹直接诊断(见本章 "拓展性问题")，当 CBCT 图像不能明确显示折裂纹时，需要寻找 VRF 的间接征象。折裂纹周围的牙周骨吸收是 VRF 诊断的重要间接征象，表现为单颗牙的垂直型骨吸收，其特点是顺着牙根折裂线的垂直型骨吸收(图 9-3)。

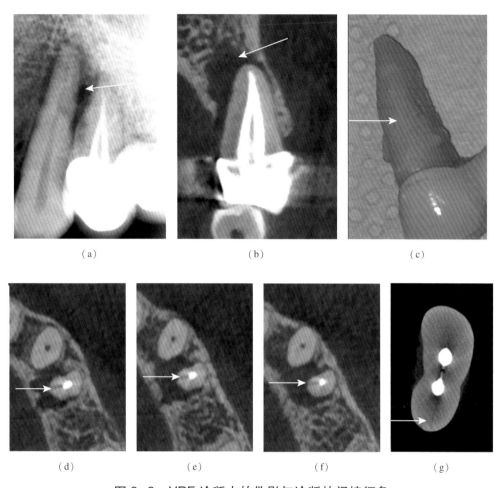

（a）　　　　　　　（b）　　　　　　　（c）

（d）　　　　（e）　　　　（f）　　　　（g）

图 9-3　VRF 诊断中的伪影与诊断的间接征象

（a）根尖片显示左上颌第一前磨牙（24）近中牙槽骨吸收；（b）CBCT 冠状位重建图示腭侧垂直型牙槽骨吸收；（c）拔除的离体牙显示腭侧细微折裂纹；（d）~（f）CBCT 轴位图示近中及腭侧骨吸收，且可见线状低密度影（箭头），疑似折裂线；（g）Micro-CT 图像证实腭侧细微折裂纹（箭头），颊侧未见折裂纹，且（g）中的折裂线与（d）~（f）中的疑似折裂线不在同一位置，证实（d）~（f）上线状低密度影为伪影，非折裂线。

资料来源：ZHANG ZL. In vivo detection of subtle vertical root fracture in endodontically treated teeth by Cone-beam Computed tomography [J]. J Endod, 2019, 45：856-862.

　　根管内充填材料（如牙胶、金属桩核等）可产生伪影，在 CBCT 图像上表现为低密度线状影，这是 CBCT 图像上影响折裂纹诊断的主要干扰因素。伪影表现为多发、呈放射状，并以充填材料、桩核为中心的线状低密度影；而折裂纹则可表现为 V 形缺损、移行性、非中心性及不规则性的线状低密度影（图 9-4）。

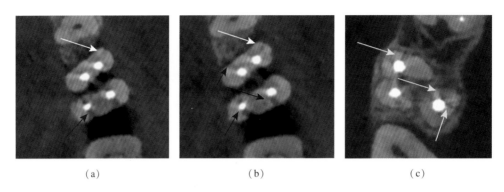

(a)   (b)   (c)

图9-4　VRF患牙与非VRF患牙的低密度影

(a)(b)VRF患牙在CBCT轴位图像上折裂纹表现为不规则的弧形线状低密度影,不以充填材料为中心及根面的V形缺损(白色箭头);(c)非VRF患牙的金属射线束硬化伪影表现为多发、放射状,以充填材料为中心(黄色箭头)。

▮▷二、典型病例

.... 病例 1 ....

  患者男,因左下后牙咬合不适2月余就诊于牙体牙髓病科。拍摄根尖片后怀疑左下颌第一磨牙(36)近中根折裂,拍摄CBCT行进一步检查,CBCT显示36近中根移位型根折(图9-5)。

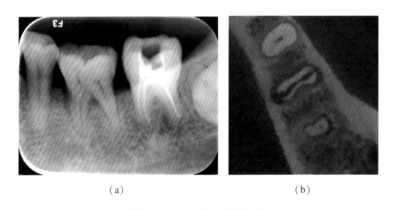

(a)   (b)

图9-5　患者的影像图

(a)根尖片示左下颌第一磨牙(36)近中根根管增宽;(b)CBCT轴位图示36近中根颊舌向低密度折裂线。

病例2

患者男，56岁，因右下后牙颊侧牙龈反复起脓包2月余就诊于牙体牙髓病科。口内检查示右下颌第二磨牙(47)颊侧瘘管，怀疑牙根纵裂，拍摄 CBCT 行进一步检查，CBCT 显示远中根细微折裂线及垂直型骨吸收(图 9-6)。

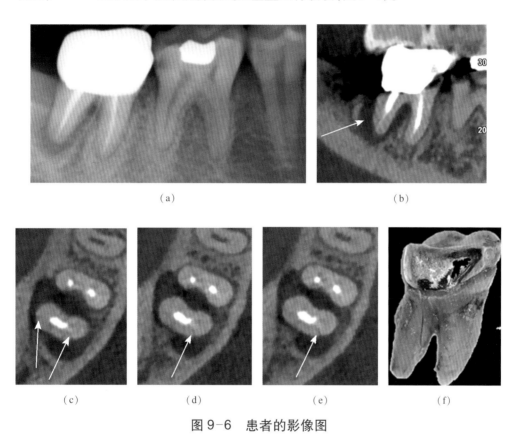

(a)　　　　　　　　　　　　　　　(b)

(c)　　　　(d)　　　　(e)　　　　(f)

图 9-6　患者的影像图

(a) 根尖片示踪牙胶指向右下颌第二磨牙(47)远中根，且远中根及根分叉部位可见低密度骨质吸收影；(b) CBCT 矢状位重建图示 47 远中根牙槽骨垂直型吸收至根尖区；(c)~(e) CBCT 轴位示 47 远中根颊舌向细微折裂纹(箭头)；(f) 47 离体牙可见远中根折裂。

病例3

患者女，56岁，因右上颌后牙牙龈反复肿胀不适就诊于牙周病科。口内检查示右上颌第二前磨牙(15)牙龈红肿，拍摄根尖片显示 15 根周膜增宽，拍摄 CBCT 进一步明确诊断，隐约显示颊腭侧折裂纹，但患牙有典型的垂直型骨吸收，患牙拔除后证实为 VRF(图 9-7)。

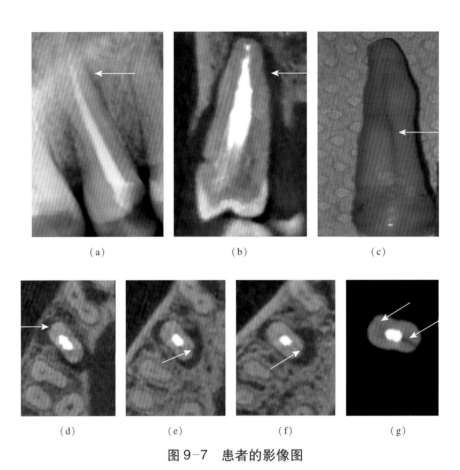

图 9-7　患者的影像图

（a）根尖片显示根充良好，牙周膜增宽，未见明显根折征象；（b）CBCT 冠状位重建图示颊腭牙槽骨垂直型吸收达根尖区；（c）离体牙显示折裂线；（d）~（f）CBCT 轴位示牙根颊侧和腭侧的细微低密度影，疑似为折裂线；（g）离体牙体外 CBCT 扫描轴位示颊腭向细微折裂线。

资料来源：ZHANG ZL. In vivo detection of subtle vertical root fracture in endodontically treated teeth by Cone-beam Computed tomography［J］. J Endod, 2019, 45：856-862.

三、拓展性问题

（问题 1）怀疑为 VRF 的患牙拍摄 CBCT 时有哪些注意事项？

答：由于部分 VRF 患牙的折裂纹非常细小，CBCT 图像的清晰度会对 VRF 的诊断有较大影响，拍摄时应注意：①扫描前去除患者扫描视野内的可摘除金属物品，如活动义齿；②扫描时应严格固位，尽量避免运动伪影（图 9-8）；③理论上，由于折裂纹的裂纹宽度在扫描前无法预计，部分细小裂纹仅几十微米，因此在扫描时尽可能选择小体素及牙槽视野。

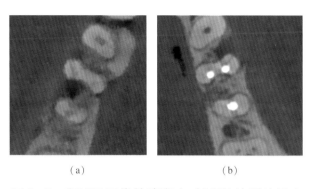

（a） （b）

图 9-8　CBCT 图像的清晰度对 VRF 诊断的影响

（a）图像存在运动伪影，折裂纹显示不清；（b）无运动伪影情况下的细微折裂线。

（问题 2）怀疑为 **VRF** 的患牙三维重建应注意哪些细节？

答：CBCT 矢状位和冠状位重建图像可获取辅助诊断信息，显示牙体周围骨质吸收情况；值得强调的是，垂直型骨吸收是 VRF 诊断的重要间接征象，重建时应顺着牙根长轴进行重建，以显示根周骨质吸收情况（图 9-9）。

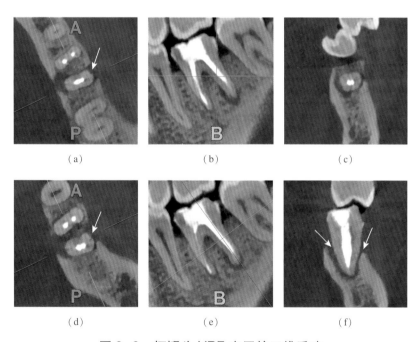

（a） （b） （c）

（d） （e） （f）

图 9-9　怀疑为 VRF 患牙的三维重建

（a）（b）（c）为错误重建：（a）和（b）显示重建方向，（c）冠状位重建远中根颊舌侧骨吸收情况显示不佳；（d）（e）（f）为正确重建：（d）和（e）显示重建方向，（e）红线显示顺着远中根长轴方向进行冠状位重建，（f）可见左下颌第一磨牙（36）远中根颊舌侧牙槽骨垂直吸收至根尖区。

问题 3 根充材料、桩及冠修复体对 VRF 诊断各有什么影响?

答:①VRF 多发生于根管治疗后的牙齿,根充材料包括牙胶和糊剂,都可产生类似于折裂纹的线状低密度伪影。研究认为,根尖片上的放射阻射率与 CBCT 图像上的伪影程度存在相关性,阻射率越大的材料在 CBCT 图像上产生的伪影越明显;②玻璃纤维桩产生的伪影最小,金属桩所用金属密度越高,产生的伪影越明显;③冠修复体位于冠部,而 VRF 折裂部位在牙根部,因此冠修复体对于 VRF 诊断的影响并不大。

问题 4 CBCT 能诊断所有的 VRF 吗?

答:虽然 CBCT 诊断牙根纵裂的准确率及灵敏度较二维根尖片高,但是临床上也存在较多 CBCT 无法明确诊断的 VRF。这主要是由于:①部分早期 VRF 患牙的折裂纹极其细小;②患牙根管内的根充物及桩产生的线状低密度伪影与折裂纹重叠。

问题 5 对于 CBCT 检查未见折裂纹但仍高度怀疑牙根纵裂的患牙,有其他辅助检查方式吗?

答:牙根纵裂患牙往往可探及颊舌(腭)侧窄而深的牙周袋,临床医生可通过牙周翻瓣术,暴露患牙牙根,刮除牙根表面肉芽组织,直视或显微镜下观察有无折裂纹,如裂纹特别细小,还可结合染色法(如碘酊)、透照法等判断有无折裂纹。

(林梓桐)

第十章
根管治疗并发症的 CBCT 评价

　　根管治疗是在狭小的口腔环境内进行的，根管解剖系统具有多样性和复杂性，由于医生的主观原因和客观原因，在根管治疗过程中可能会出现偶发的并发症，在 CBCT 上能观察到的包括穿孔、器械分离。首次治疗时的穿孔一般来说可以在预备时通过临床手感进行初步判断，通过 CBCT 检查可以确诊；首次治疗的医生可以轻易判断是否存在器械分离，通过 CBCT 可以进行精确定位，以减少取出断针时的牙体磨损。但对于再治疗的牙，由于病史常不明确，再治疗前进行一次 CBCT 扫描，不但有助于对根管治疗并发症的判断，还可以全面了解患牙的治疗情况，以及根尖和牙周的骨质吸收情况，从而规避部分风险。

　　由于根管系统的复杂性和变异的存在，根管治疗术后炎症不愈也可能表明存在遗漏根管、欠充、超充等情况，这部分内容见本书第十一章"根管治疗后的 CBCT 评价"。

第一节　穿孔

一、穿孔的 CBCT 表现

1. 髓室侧壁穿孔

常因为对牙长轴方向的误判，或开髓洞形过度扩大导致，影像学检查见髓腔侧壁低密度穿通影像（图 10-1）。

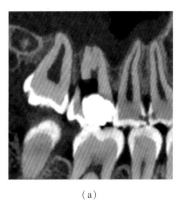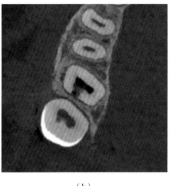

（a）　　　　　　　　　　　　　　　（b）

图 10-1　髓室侧壁穿孔的 CBCT 图

（a）矢状位示右上颌第一磨牙（16）远中髓室壁穿通，对应牙槽骨有少许低密度影像；（b）轴位示 16 远中髓壁菲薄，局部穿通。

2. 髓室底穿孔

髓室底穿孔的发生常见于髓室的增龄性变化使高度降低；牙冠因严重磨损变短，继续按常规开髓；因未掌握根管解剖形态，把髓底误当作髓顶磨除等。髓室底穿孔会使髓室与根分叉处的牙周膜交通，引起根分叉区牙槽骨吸收。影像学检查见髓室底低密度影像，可伴有根分叉区域骨质吸收（图 10-2）。

3. 根管侧壁穿孔

常因为根管的弯曲/狭窄、根管预备时器械加力不当、根管预备时器械偏离根管长轴等导致，使得根管侧壁与牙周组织穿通。影像学检查可见根颈

1/3、根中 1/3 或根尖 1/3 处的穿通缺损影像，对应区域牙槽骨可能伴有吸收影像(图 10-3)。

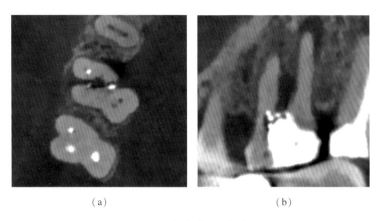

(a)　　　　　　　　　　(b)

图 10-2　髓室底穿孔的 CBCT 图

(a)轴位示根充不全，部分根充物位于根管外；(b)矢状位示髓室底欠连续，根分叉区域骨质吸收。

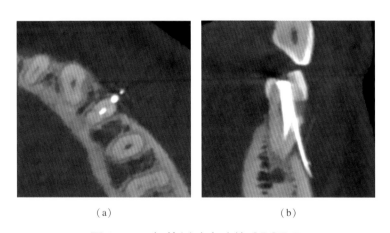

(a)　　　　　　　　　　(b)

图 10-3　根管侧壁穿孔的 CBCT 图

(a)轴位示左下颌第一前磨牙(34)根管治疗术后，充填物穿出颊侧骨皮质；(b)冠状位示根中部 1/3 处侧穿，对应区域颊侧牙槽骨吸收。

二、典型病例

病例 1

患者女，25 岁，左下后牙曾行根管治疗术，拍摄 CBCT 显示左下颌第一磨牙(36)髓室近中侧壁穿通(图10-4)。

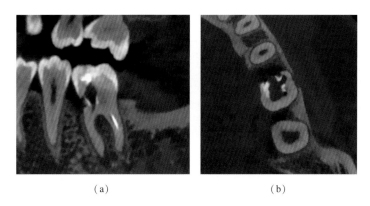

（a）　　　　　　　　　　　（b）

图 10-4　患者的 CBCT 图

　　（a）矢状位示左下颌第一磨牙(36)牙体缺损，髓室近中壁穿通；（b）轴位示近中髓室壁局部穿通，相应牙周骨质吸收。

------- 病例2 ---

　　患者女，31岁，因左下后牙松动不适1年余就诊于牙体牙髓病科。口内检查示左下颌第一磨牙(36)冠修复，可探及根分叉，叩诊不适，松动Ⅱ度。根尖片显示根分叉处牙槽骨吸收、根尖周可见低密度影像，拍摄 CBCT 进一步检查，CBCT 显示36根管治疗后，髓底穿通(图10-5)。

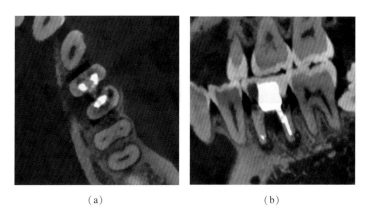

（a）　　　　　　　　　　　（b）

图 10-5　患者的 CBCT 图

　　（a）轴位示左下颌第一磨牙(36)已行根管治疗，远中根近中根面壁欠延续；（b）矢状位示髓底穿通，根分叉区域骨质吸收，根尖周骨质吸收。

病例 3

患者女，23 岁，因右上后牙牙龈肿胀数日于牙体牙髓病科就诊。临床检查示右上颌第一前磨牙(14)冠修复，近中牙龈处见瘘管，叩诊不适。拍摄 CBCT 行进一步检查，CBCT 显示 14 根颈部 1/3 近中面可见侧穿(图 10-6)。

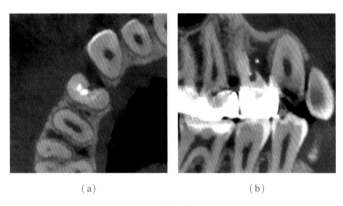

（a） （b）

图 10-6 患者的 CBCT 图

（a）轴位示根颈 1/3 近中面侧穿；（b）矢状位示根颈 1/3 侧穿，对应区域牙槽骨吸收。

病例 4

患者女，28 岁，因左上后牙肿胀不适于牙体牙髓病科就诊。口内检查示左上颌第二前磨牙(25)颊侧有瘘管，根尖片示 25 已行根管治疗。拍摄 CBCT 行进一步检查，CBCT 显示 25 根充物于根尖 1/3 区腭侧穿出(图 10-7)。

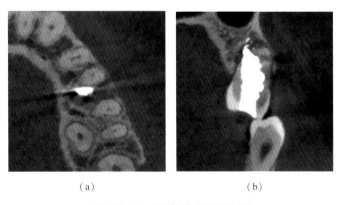

（a） （b）

图 10-7 患者的 CBCT 图

（a）轴位示左上颌第二前磨牙(25)根管治疗术后，充填物自牙根腭侧穿出；（b）冠状位示根尖 1/3 区侧穿影像，对应区域牙槽骨稍吸收。

第二节　器械分离

▐▶ 一、器械分离的 CBCT 表现

器械分离（instrument separation）是由于根管治疗时器械操作不当，所加外力超过器械抗疲劳限度，使器械折断于根管内或超出根尖孔。扩大针、根管锉、拔髓针等器械都可能折断在根管中，阻碍根管治疗的进行并影响疗效。器械分离在 CBCT 上表现为根管内的较平直细条状高密度影像，通常不完全位于髓腔，而是部分嵌入根管壁（图 10-8）。

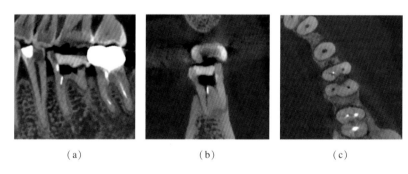

（a）　　　　　　　　（b）　　　　　　　　（c）

图 10-8　器械分离的 CBCT 图

（a）矢状位示左下颌第一磨牙(36)近中根颈 1/3 内可见细针状高密度影；（b）冠状位示 36 近中根舌侧根管内根颈 1/3 内可见细针状高密度影；（c）轴位示 36 近中根舌侧根管内高密度影。

▐▶ 二、典型病例

病例 1

患者女，22 岁，因右下后牙牙龈肿痛 1 年就诊于牙体牙髓病科，患牙曾行根管治疗术。口内检查示右下颌第二磨牙(47)颊𬌗面大面积树脂补物，松动Ⅰ度，叩诊疼痛，舌侧牙龈红肿有瘘管。拍摄 CBCT 进一步检查，显示 47 近中根根尖区细针状平直高密度影，考虑器械分离（图 10-9）。

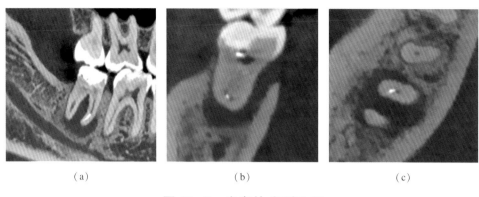

(a)   (b)   (c)

图 10-9　患者的 CBCT 图

（a）矢状位示近中根根尖 1/3 区根管内细针状高密度影；（b）冠状位和（c）轴位示近中根根管内高密度影。

------ 病例 2 ------

　　患者女，25 岁，要求拍摄 CBCT。CBCT 显示右下颌第一磨牙（46）近颊根管内细针状平直高密度影，考虑为器械分离（图 10-10）。

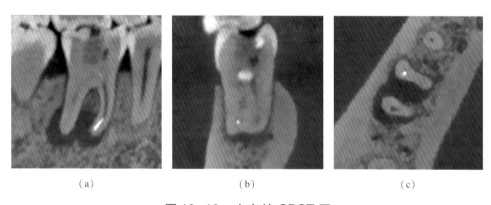

(a)   (b)   (c)

图 10-10　患者的 CBCT 图

（a）矢状位示近中根尖 1/3 内细针状高密度影；（b）冠状位示颊侧根管根尖 1/3 内高密度影；（c）轴位示近中根颊侧根管内高密度影。

三、拓展性问题

（问题 1）　如何根据 CBCT 图像对根分叉病变患牙进行病因分类？

　　答：对于根分叉病变，可通过 CBCT 图像进行细致的病因分类。根据患牙牙周及根尖周骨吸收的形态和范围、髓室底和根管侧壁剩余牙本质的厚度、结合患者全口其他牙情况，可将根分叉病变分为牙周来源、根尖周来源、穿孔性因素及混合因素。因此，对于根管治疗后的根分叉病变患牙，治疗前需要鉴别是何种因素导致的根分叉病变，进而针对病因采用相应的治疗方案（图10-11）。

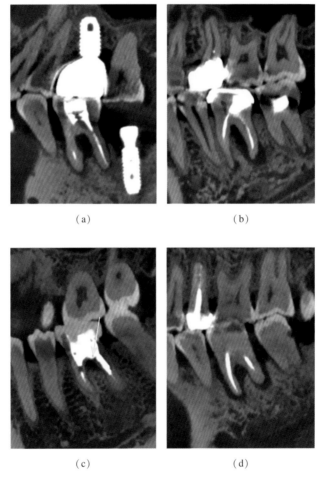

（a）　　　　　　　　　　　　（b）

（c）　　　　　　　　　　　　（d）

图 10-11　不同根分叉病变的 CBCT 图

（a）牙周来源：水平型牙周骨质吸收累及根分叉区；（b）根尖周来源：根尖周骨质吸收向上累及根分叉区；（c）穿孔性因素：黄色箭头显示髓底穿通；（d）混合因素：牙周及根尖周均存在骨质吸收累及根分叉区。

（问题 2）　CBCT 是否是诊断器械分离最准确的影像学手段？

答：分离器械与根充牙胶在 CBCT 图像上并没有明显差异，且 CBCT 为断层图像，分离器械在断层图像上往往只表现为点状高密度影。因此 CBCT 诊断器械分离的准确度并不是很高，而且，如果器械分离后又进行了根管充填，则更难以诊断。有研究表明，部分 CBCT 未检出的器械分离可通过根尖片检测提升诊断的灵敏度和特异性，而且具有经济、便捷、辐射剂量更低的优点。因此，在出现或怀疑器械分离时，可以优先使用根尖 X 线片作为主要诊断工具，若需要进行根管再治疗或了解根管的解剖结构及医源性解剖改变时，再使用 CBCT 作为辅助诊断工具。

（罗舒艳　刘　澍）

第十一章

根管治疗后的 CBCT 评价

11

根管治疗后的 CBCT 评价是指牙髓病、根尖周病在根管治疗后，通过 CBCT 图像来评估根管治疗的成功与失败，或其转归。CBCT 的评价包括根管充填是否严密、到位，是否存在根管漏充、超充；根尖周骨质吸收区的大小、形态、密度和周边情况等在根管治疗后的变化情况。

由于普通 X 线片是二维图像，存在着重叠、变形等缺陷，常可导致误诊、漏诊，而 CBCT 的最大优势在于有精准的三维显示。因此在根管治疗后，如果出现临床不适症状需要找出病因时，CBCT 对此类患者具有重要的诊断价值。本章主要讨论如何通过 CBCT 分析根管治疗情况，评价是否存在遗漏根管，根管欠填、超填，进而指导临床选择下一步的治疗方案。

▌▶ 一、根管治疗后的 CBCT 表现

1. 根管治疗成功的 CBCT 表现

根管内根充物严密、到位；牙根根周膜间隙正常，骨硬板完整（图 11-1）；存在根尖周炎症的患牙原根尖周透射区消失、缩小或密度增加。

2. 根管治疗失败的 CBCT 表现

根尖周透射区无缩小，甚至反而变大（图 11-2）。注意评价根管治疗效果时，要重点结合临床症状，并与前期影像相比较，不能仅仅凭借 1 次 CBCT 检

查结果直接诊断。

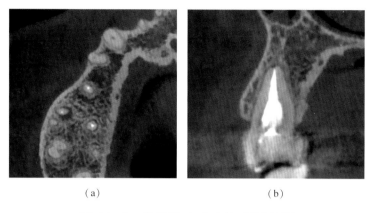

（a）　　　　　　　　　　（b）

图 11-1　根管治疗成功的 CBCT 图

（a）轴位；（b）冠状位示右上颌第二前磨牙(15)根管治疗后，根充到位，根尖周骨质未见明显吸收影。

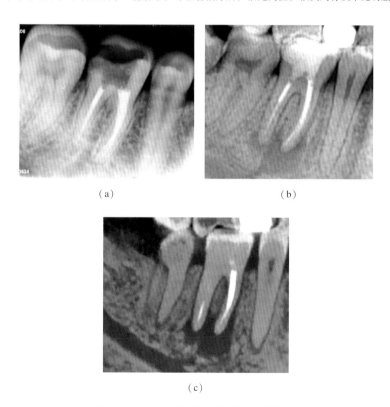

（a）　　　　　　　　　　（b）

（c）

图 11-2　根管治疗失败的影像图

（a）2 年前的根尖片；（b）CBCT 曲面重建；（c）CBCT 矢状位示右下颌第一磨牙(46)根尖区骨质吸收影范围较 2 年前明显增大。

▌▶ 二、典型病例

　　患者男，30岁，1年前右上后牙有根管治疗史，现自觉不适要求拍 CBCT 复查。遂行 CBCT 检查，显示右上颌第一前磨牙(14)根充良好，根尖周骨质未见明显异常(图 11-3)。

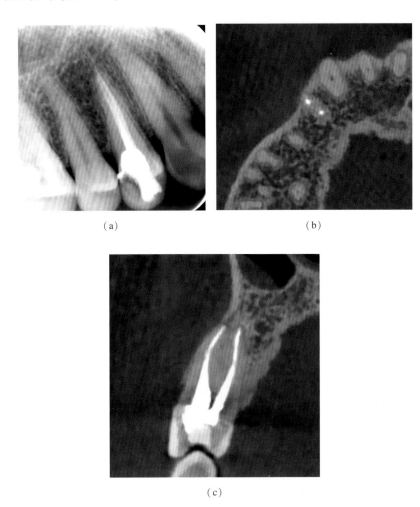

（a）　　　　　　　　　　　　　　（b）

（c）

图 11-3　患者的影像图

（a）1年前的术后根尖片；（b）CBCT 轴位；（c）CBCT 冠状位示右上颌第一前磨牙(14)根充良好。

........病例 2 ....

　　患者女，36 岁，因右上后牙疼痛不适 2 月余就诊于牙体牙髓病科，曾有右上后牙根管治疗史。拍摄 CBCT，显示右上颌第一磨牙(16)根充不密实，根尖周低密度影提示根尖周炎(图 11-4)。

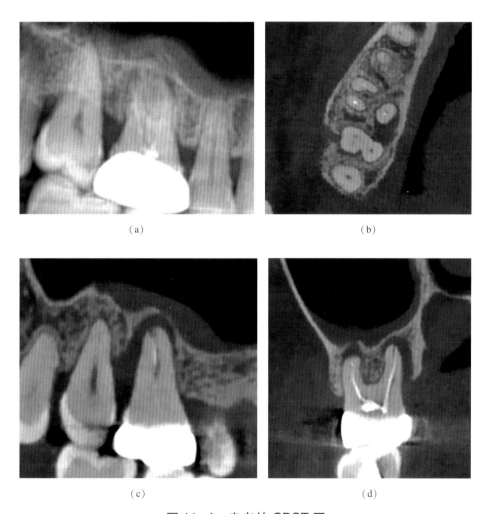

(a)　　　　　　　　　　　　　　　(b)

(c)　　　　　　　　　　　　　　　(d)

图 11-4　患者的 CBCT 图

　　(a)曲面重建；(b)轴位；(c)矢状位；(d)冠状位示右上颌第一磨牙(16)根管充填不密实，其根尖周见低密度骨质吸收影，远中腭侧牙槽骨吸收至根尖。

患者男，40 岁，因左上后牙牙龈红肿 1 月余就诊于牙体牙髓病科。口内检查示左上颌第一磨牙（26）颊侧近龈缘处见瘘管。为明确诊断拍摄 CBCT，显示 26 根管治疗术后，因 MB2 漏充导致根尖周炎（图 11-5）。

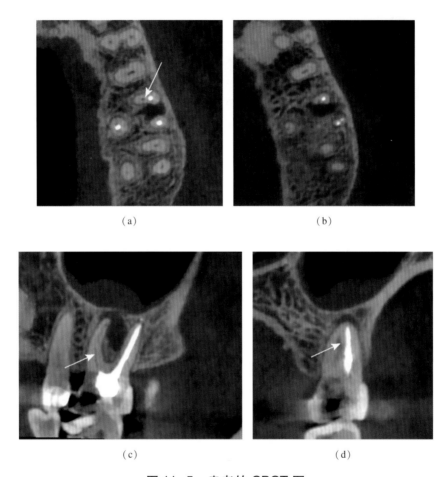

图 11-5　患者的 CBCT 图

（a）（b）轴位；（c）矢状位；（d）冠状位示左上颌第一磨牙（26）近颊根 MB2 根管（箭头）清晰可见，MB2 根管未行根充，近颊根根尖周骨质吸收，远颊及腭根根尖周骨质未见明显骨质吸收影。

　　患者男，24 岁，因左上后牙咬合疼痛 1 周余，伴有自发痛，曾有根管治疗史。为明确诊断拍摄 CBCT，显示左上颌第一磨牙（26）根管治疗术后，根充不完善，根尖周低密度影提示根尖周炎（图11-6）。

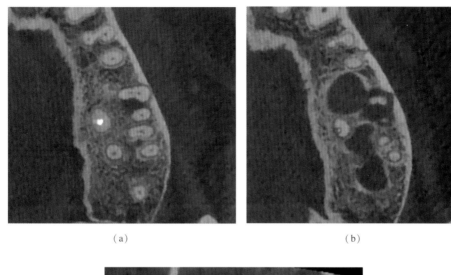

（a）　　　　　　　　　　　　　　　（b）

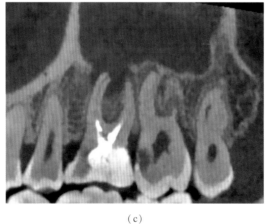

（c）

图 11-6　患者的 CBCT 图

（a）（b）轴位；（c）矢状位示左上颌第一磨牙（26）近颊根管、MB2及远颊根管根充不完善，近颊根根尖外吸收，根尖周骨质吸收，左上颌窦底壁骨质吸收欠延续伴发左侧牙源性上颌窦炎。

病例5

患者女，31岁，因右下后牙牙龈肿胀1年就诊，2年前有根管治疗史。为明确诊断拍摄CBCT，CBCT显示右下颌第一磨牙（46）近中根管内器械分离并超出根尖孔外，近中根根尖周低密度影提示根尖周炎（图11-7）。

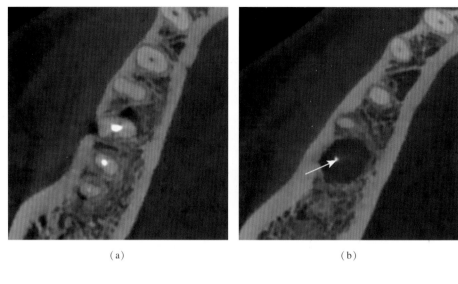

（a）　　　　　　　　　　　　（b）

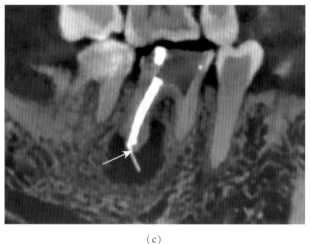

（c）

图 11-7　患者的 CBCT 图

（a）（b）轴位；（c）矢状位示右下颌第一磨牙（46）远中根根尖孔外可见分离器械影（箭头），以分离器械为中心出现大面积骨质吸收影。

Ⅲ▶ 三、拓展性问题

（问题 1）CBCT 和根尖片在评价根管治疗疗效方面是否存在差异？

答：根尖片的优势在于价格和辐射剂量较低，一般的根管治疗术后评价是3 个月后再次复查根尖片，观察炎症是否缩小，但因影像的重叠，根尖片对颊舌侧骨质吸收显示欠佳，对近远中和根分叉区骨质吸收的显示也存在一定的局限性。因此，当患牙根管治疗后症状没有减轻或消失，或有外院治疗史，需要进行再治疗时，建议行CBCT检查，以明确患牙颊舌侧、近远中的牙槽骨吸收程度，对根分叉病变进行精确评价，准确评估根管充填质量，为再治疗方案的制订提供帮助。

（问题2）除了影像学的评价外，根管治疗术后还有哪些临床疗效评价内容和标准？

　　答：（1）症状：病史和治疗史；疼痛情况；肿胀情况；咀嚼功能情况。

　　（2）体征：牙体情况：牙冠修复是否合适、完整，有无叩痛；牙周情况：软组织颜色及结构有无异常、是否存在肿胀、牙周袋、窦道、有无松动度和触痛。

　　临床评价成功标准：无症状和体征、咬合功能正常、有完整的咬合关系。

　　临床评价失败标准：无症状和体征、咬合有轻度不适，或有较明显症状和体征，不能行使正常咀嚼功能。

　　需要注意的是，即使CBCT显示充填密实到位，且不能观测到隐裂纹、器械折断、底穿、侧穿等，仍有部分患牙存在炎症不愈、疼痛不消失的情况。因此，仅凭术后即刻的CBCT也不足以准确预测预后，一般根管治疗术后仍然先即刻拍摄根尖片，如复诊时症状没有减轻或消失，再进一步使用CBCT进行评价。

（文珊辉）

参考文献

［1］张庆.口腔锥形束 CT 的辐射剂量与防护［J］.中国医疗设备,2019,34(6):160-
  164.

［2］中华口腔医学会牙体牙髓病学专业委员会.牙体牙髓病诊疗中口腔放射学的
  应用指南［J］.中华口腔医学杂志,2021,56(4):311-317.

［3］HILGERS G, NUVER T, MINKEN A. The CT number accuracy of a novel
  commercial metal artifact reduction algorithm for large orthopedic implants［J］. J
  Appl Clin Med Phys,2014,15(1):274-278.

［4］KIDOH M, NAKAURA T, NAKAMURA S, et al. Reduction of dental metallic
  artefacts in CT:value of a newly developed algorithm for metal artefact reduction
  (O-MAR)［J］. Clin Radiol,2014,69(1):e11-16.

［5］SCHULZE R, HEIL U, GROSS D, et al. Artefacts in CBCT:a review［J］.
  Dentomaxillofac Radiol,2011,40(5):265-273.

［6］中华人民共和国国家卫生健康委员会.放射诊断放射防护要求:GBZ 130—
  2020［S］.北京:中国标准出版社,2020.

［7］何三纲.口腔解剖生理学:第 8 版［M］.北京:人民卫生出版社,2020.

［8］周学东.牙体牙髓病学:第 5 版［M］.北京:人民卫生出版社,2020.

［9］张祖燕,王虎.口腔颌面医学影像诊断学［M］.北京:人民卫生出版社,2020.

［10］王铁梅,余强.口腔医学口腔颌面影像科分册［M］.北京:人民卫生出版社,
2015.

［11］周玭,王志松,徐宏志,等.遗传性乳光牙本质系谱调查及修复治疗1例［J］.华
西口腔医学杂志,2009,27(5):574-576.

［12］王思祁,丛鑫禹,薛明.牙髓钙化及应对策略［J］.中国实用口腔科杂志,2020,
13(04):207-210.

［13］KRASTL G,ZEHNDER MS,CONNERT T,et al. Guided Endodontics:a no-
vel treatment approach for teeth with pulp canal calcification and apical pathology
［J］. Dent Traumatol,2016,32(3):240-246.

［14］高静,申静.根尖周病中锥形束CT与根尖片识别病损差异的研究进展［J］.华
西口腔医学杂志,2015,33(2):209-213.

［15］谢旭东,刘程程,丁一.牙内吸收研究进展［J］.口腔生物医学,2016,7(2):90-
92.

［16］李春年,于美清.CBCT在牙体牙髓病诊断及治疗效果评定的运用［J］.现代口
腔医学杂志,2017,31(1):42-45.

［17］陈霞,袁通穗,孙瑜,等.应用CBCT对绝经后骨质疏松症患者的下颌骨骨密度
的测量评价［J］.实用口腔医学杂志,2017,33(06):838-842.

［18］马绪臣.口腔颌面医学影像诊断学:第5版［M］.北京:人民卫生出版社,2012.

［19］周娟,杜姗姗,何今成.锥形束CT在根尖周病诊治中的临床应用进展［J］.海
南医学,2013,24(18):2697-2699.

［20］梁宇红,岳林.锥形束CT在牙髓根尖周病诊治中的合理应用与思考［J］.中华
口腔医学杂志,2019,54(9):591-597.

［21］CHAZEL JC,TRAMINI P,VALCARCEL J,et al. A comparative analysis of
periapical health based on historic and current data［J］. Int Endod J,2005,
38(5):277-284.

［22］ELIASSON S,HALVARSSON C,LJUNGHEIMER C. Periapical condensing
osteitis and endodontic treatment［J］. Oral Surg Oral Med Oral Pathol,1984,
57(2):195-199.

［23］ ANDREW D. Radiopacities of the Jaws：Interpretation and Diagnosis［J］. Prim Dent J,2018,7(1):31-37.

［24］ MARMARY Y, KUTINER G. A radiographic survey of periapical jawbone lesions［J］. Oral Surg Oral Med Oral Pathol,1986,61(4):405-408.

［25］ MILOGLU O, YALCIN E, BUYUKKURT MC, et al. The frequency and characteristics of idiopathic osteosclerosis and condensing osteitis lesions in a Turkish patient population［J］. Med Oral Patol Oral Cir Bucal,2009,14(12):e640-645.

［26］ EREN Y, ERDAL O, SERDAR B, et al. Evaluation of the frequency and characteristics of hypercementosis in the turkish population with cone-beam computed tomography［J］. Niger J Clin Pract,2017,20(6):724-728.

［27］ OHBAYASHI N, WAMASING P, TONAMI K, et al. Incidence of hypercementosis in mandibular third molars determined using cone beam computed tomography［J］. J Oral Sci,2021,63(2):179-183.

［28］ ALMEIDA LY, SILVEIRA HA, NELEM COLTURATO CB, et al. Hypercementosis and Cementoblastoma：Importance of the Histopathologic Analysis for the Correct Diagnosis［J］. J Oral Maxillofac Surg,2019,77(7):1322-1323.

［29］ PINHEIRO BC, PINHEIRO TN, CAPELOZZA AL, et al. A scanning electron microscopic study of hypercementosis［J］. J Appl Oral Sci,2008,16(6):380-384.

［30］ PONCE EH, VILAR FERNANDEZ JA. The cemento-dentino-canal junction, the apical foramen, and the apical constriction：evaluation by optical microscopy ［J］. J Endod,2003,29(3):214-219.

［31］ SUTER VG, REICHART PA, Bosshardt DD, et al. Atypical hard tissue formation around multiple teeth［J］. Oral Surg Oral Med Oral Pathol Oral Radiol Endod,2011,111(2):138-145.

［32］ WARRIER SA, VINAYACHANDRAN D. Irregular periapical radiopacity in mandibular premolars and molars［J/OL］. Case Rep Dent, 2014.［2014-02-20］. https://doi. org/10. 1155/2014/910843.

[33] 黄定明,宁佳丽,郑广宁,等.牙根尖周区病变的影像学诊断之惑与鉴别之道[J].国际口腔医学杂志,2017,44(03):249-255.

[34] 王虎.牙骨质结构不良的X线多样性表现与口腔临床相关性[J].华西口腔医学杂志,2017,35(06):565-570.

[35] 贺晓彤,徐懿,俞庄洁,等.繁茂型牙骨质-骨结构不良2例报告及文献回顾[J].口腔颌面外科杂志,2020,30(05):332-336.

[36] BRODY A, ZALATNAI A, CSOMO K, et al. Difficulties in the diagnosis of periapical translucencies and in the classification of cemento-osseous dysplasia[J]. BMC Oral Health,2019,19(1):139.

[37] CAVALCANTI PHP, NASCIMENTO EHL, PONTUAL M, et al. Cemento-Osseous Dysplasias:Imaging Features Based on Cone Beam Computed Tomography Scans[J]. Braz Dent J,2018,29(1):99-104.

[38] ESKANDARLOO A, YOUSEFI F. CBCT findings of periapical cemento-osseous dysplasia:A case report[J]. Imaging Sci Dent,2013,43(3):215-218.

[39] GUMRU B, AKKITAP MP, DEVECI S, et al. A retrospective cone beam computed tomography analysis of cemento-osseous dysplasia[J]. J Dent Sci,2021,16(4):1154-1161.

[40] 王虎,郑广宁.口腔临床CBCT影像诊断学[M].北京:人民卫生出版社,2014.

[41] 李娜,王虎,姜矇,等.颌骨骨岛的影像表现分析[J].华西口腔医学杂志,2014,32(1):58-61.

[42] 何双双,刘媛媛,宋雪娟,等.颌骨骨岛的CBCT影像分析及分型[J].临床口腔医学杂志,2017,33(5):283-285.

[43] LIU Y, WANG H, YOU M, et al. Ossifying fibromas of the jaw bone:20 cases[J]. Dentomaxillofac Radiol, 2010, 39(1): 57-63.

[44] HLSMANN M. Dens invaginatus:aetiology, classification, prevalence, diagnosis, and treatment considerations[J]. International Endodontic Journal, 2003, 30(2):79-90.

[45] GALLACHER A, ALI R, BHAKTA S. Dens invaginatus:diagnosis and man-

agement strategies[J]. British Dental Journal,2016,221(7):383.

[46] JAFARZADEH H, AZARPAZHOOH A, MAYHALL J T. Taurodontism:a review of the condition and endodontic treatment challenges[J]. International Endodontic Journal,2008,41(5).

[47] 衡士超,程勇,李波,等.锥形束 CT 对牛牙症诊断价值的探讨[J].实用口腔医学杂志,2013,29(01):126-128.

[48] 李悦,高姗姗,岳虹池,等.釉质发育不全磨牙的微观磨损性能研究[J].华西口腔医学杂志,2012,30(05):453-457.

[49] 高学军,岳林.牙体牙髓病学:第 2 版[M].北京:人民卫生出版社,2013.

[50] BOUVIER D, DUPREZ JP, PIREL C, et al. Amelogenesis imperfecta—a prosthetic rehabilitation:A clinical report[J]. J Prosthet Dent,1999,82(2):130-131.

[51] DE LA DURE-MOLLA M, PHILIPPE FOURNIER B, BERDAL A. Isolated dentinogenesis imperfecta and dentin dysplasia:revision of the classification[J]. Eur J Hum Genet,2015,23(4):445-451.

[52] MATZEN LH, WENZEL A. Efficacy of CBCT for assessment of impacted mandibular third molars:a review-based on a hierarchical model of evidence[J]. Dentomaxillofac Radiol,2015,44(1):20140189.

[53] SONG Y, WANG C, PENG B, et al. Phenotypes and genotypes in 2 DGI families with different DSPP mutations[J]. Oral Surg Oral Med Oral Pathol Oral Radiol Endod,2006,102(3):360-374.

[54] SONG YL, WANG CN, FAN MW, et al. Dentin phosphoprotein frameshift mutations in hereditary dentin disorders and their variation patterns in normal human population[J]. J Med Genet,2008,45(7):457-464.

[55] 龚婷,孙应明,陶睿.上颌结节三维方向骨量及与第三磨牙关系的 CBCT 研究[J].临床口腔医学杂志,2019,35(11):675-678.

[56] 唐诗雨,艾力麦尔旦·艾尼瓦尔,马廷林,等.基于 CBCT 的上颌第三磨牙拔除术与上颌窦穿孔的相关性分析[J].口腔医学, 2022,42(4):327-331.

[57] YESILTEPE S, KILCI G. Evaluation the relationship between the position and impaction level of the impacted maxillary third molar teeth and marginal bone loss, caries and resorption findings of the second molar teeth with CBCT scans [J]. Oral Radiol,2022,38(2):269-277.

[58] 金作林.上颌阻生尖牙的诊断与治疗[J].实用口腔医学杂志,2014(2):287-291.

[59] KAHLER W. The cracked tooth conundrum:terminology, classification, diagnosis, and management[J]. Am J Dent,2008,21(5):275-282.

[60] MITSEA A, PALIKARAKI G, KARAMESINIS K, et al. Evaluation of Lateral Incisor Resorption Caused by Impacted Maxillary Canines Based on CBCT:A Systematic Review and Meta-Analysis[J]. Children (Basel),2022,9(7):1006.

[61] ARAI Y, TAMMISALO E, IWAI K, et al. Development of a compact computed tomographic apparatus for dental use[J]. Dentomaxillofac Radiol,1999,28(4):245-248.

[62] BARATTO-FILHO F, VAVASSORI DE FREITAS J, FAGUNDES TOMAZINHO FS, et al. Cone-Beam Computed Tomography Detection of Separated Endodontic Instruments[J]. J Endod,2020,46(11):1776-1781.

[63] BRADY E, MANNOCCI F, BROWN J, et al. A comparison of cone beam computed tomography and periapical radiography for the detection of vertical root fractures in nonendodontically treated teeth[J]. Int Endod J,2014,47(8):735-746.

[64] DUTRA KL, PACHECO-PEREIRA C, BORTOLUZZI EA, et al. Influence of Intracanal Materials in Vertical Root Fracture Pathway Detection with Cone-beam Computed Tomography[J]. J Endod,2017,43(7):1170-1175.

[65] GUO XL, LI G, ZHENG JQ, et al. Accuracy of detecting vertical root fractures in non-root filled teeth using cone beam computed tomography:effect of voxel size and fracture width[J]. Int Endod J,2019,52(6):887-898.

[66] MARINHO VIEIRA LE, DINIZ DE LIMA E, PEIXOTO LR, et al. Assessment

of the Influence of Different Intracanal Materials on the Detection of Root Fracture in Birooted Teeth by Cone-beam Computed Tomography[J]. J Endod, 2020,46(2):264-270.

[67] NEVES FS, FREITAS DQ, CAMPOS PS, et al. Evaluation of cone-beam computed tomography in the diagnosis of vertical root fractures: the influence of imaging modes and root canal materials[J]. J Endod,2014,40(10):1530-1536.

[68] ROSEN E, VENEZIA NB, AZIZI H, et al. A Comparison of Cone-beam Computed Tomography with Periapical Radiography in the Detection of Separated Instruments Retained in the Apical Third of Root Canal-filled Teeth[J]. J Endod, 2016,42(7):1035-1039.

[69] NUR BG, OK E, ALTUNSOY M, et al. Evaluation of technical quality and periapical health of root-filled teeth by using cone-beam CT[J]. J Appl Oral Sci,2014,22(6):502-508.

[70] VENSKUTONIS T, PLOTINO G, TOCCI L, et al. Periapical and endodontic status scale based on periapical bone lesions and endodontic treatment quality evaluation using cone-beam computed tomography[J]. J Endod,2015,41(2): 190-196.

[71] ZHANG MM, LIANG YH, GAO XJ, et al. Management of Apical Periodontitis: Healing of Post-treatment Periapical Lesions Present 1 Year after Endodontic Treatment[J]. J Endod,2015,41(7):1020-1025.